Psychotherapie und Psychosomatik
Texte zur Fort- und Weiterbildung

Herausgeber: P. Buchheim   M. Ermann   Th. Seifert

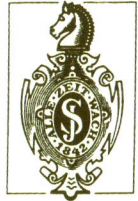

Hans Quint

Die Zwangsneurose aus psychoanalytischer Sicht

Springer-Verlag
Berlin Heidelberg New York
London Paris Tokyo

Professor Dr. med., Dr. phil., Dipl.-Psych. Hans Quint
Facharzt für Psychiatrie, Psychoanalyse
Keltenweg 9, D-5300 Bonn 1

ISBN-13:978-3-540-18594-9   e-ISBN-13:978-3-642-73198-3
DOI: 10.1007/978-3-642-73198-3

CIP-Titelaufnahme der Deutschen Bibliothek. Quint, Hans:
Die Zwangsneurose aus psychoanalytischer Sicht/Hans Quint. -
Berlin; Heidelberg; New York; London; Paris; Tokyo: Springer, 1988
(Psychotherapie und Psychosomatik)
ISBN-13:978-3-540-18594-9 (Berlin . . .) brosch.

Dieses Werk ist urheberrechtlich geschützt. Die dadurch begründeten Rechte, insbesondere die der Übersetzung, des Nachdrucks, des Vortrags, der Entnahme von Abbildungen und Tabellen, der Funksendung, der Mikroverfilmung oder der Vervielfältigung auf anderen Wegen und der Speicherung in Datenverarbeitungsanlagen, bleiben, auch bei nur auszugsweiser Verwertung, vorbehalten. Die Vervielfältigung dieses Werkes oder von Teilen dieses Werkes   auch im Einzelfall nur in den Grenzen der gesetzlichen Bestimmung des Urheberrechtsgesetzes der Bundesrepublik Deutschland vom 9. September 1965 in der Fassung vom 24. Juni 1985 zulässig. Sie ist grundsätzlich vergütungspflichtig. Zuwiderhandlungen unterliegen den Strafbestimmungen des Urheberrechtsgesetzes.

© Springer-Verlag Berlin Heidelberg 1988

Die Wiedergabe von Gebrauchsnamen, Handelsnamen, Warenbezeichnungen usw. in diesem Werk berechtigt auch ohne besondere Kennzeichnung nicht zu der Annahme, daß solche Namen im Sinne der Warenzeichen- und Markenschutz-Gesetzgebung als frei zu betrachten wären und daher von jedermann benutzt werden dürften.

2119/3140-543210

Meiner Frau

Vorwort

Meine Darstellungen spiegeln die derzeitige Situation der theoretischen Orientierung der Psychoanalyse wider. Sie hatte mit einer von Freud entwickelten „Ein-Personen-Psychologie" begonnen, auch wenn diese bereits Ansätze der später als wichtig anerkannten intersubjektalen, interaktionellen Vorgänge enthielt. Die umfassende Metatheorie, die eine Integration beider Aspekte enthält, steht noch aus. Das hat zur Folge, daß eine Darstellung psychopathologischer Erscheinungen und ihrer Psychodynamik sich wechselweise beider Aspekte bedienen muß. Dabei spiegelt sich notwendigerweise der persönliche Standpunkt wider.

Seit meiner ersten Buchveröffentlichung über die Zwangsneurose (1971) habe ich weitere umfangreiche klinische Erfahrungen auf diesem Gebiet sammeln können, die meinen Einblick in die psychodynamischen Zusammenhänge erweitert und vertieft haben, vor allem auch bezüglich jener Fälle, die nosologisch als schwere Zwangskrankheit im Grenzgebiet zwischen Neurose und Psychose anzusiedeln sind. Diese Erfahrungen habe ich im vorliegenden Buch unter Einbeziehung meines theoretischen Verständnisses darzustellen versucht, wobei ich verschiedentlich auf frühere Passagen zurückgreifen konnte. So wie ich während der vielen Therapiestunden, die ich mit Zwangskranken durchgeführt habe, immer bemüht war, den Patienten von seinem Erleben her in seinem Gewordensein und in seiner Konflikthaftigkeit zu begreifen, so habe ich auch hier die beschriebene Psychodynamik und deren Entstehungsgeschichte stets vom unmittelbar erfahrenen Erleben der Patienten abzuleiten versucht. Ich hoffe, damit sowohl denen, die sich als Therapeuten oder Berater praktisch mit der Zwangskrankheit auseinanderzusetzen haben, als auch denen, die an der theoretischen Diskussion über dieses Leiden interessiert sind, eine willkommene und nützliche Orientierung zu vermitteln.

Ich würde es begrüßen, wenn außerdem auch Nichtfachleute aus der Lektüre des Buches profitieren, sei es, daß sie sich durch das Studium der Zwangsvorgänge, die ja Variationen normaler psychischer Abläufe darstellen, selbst besser verstehen lernen, sei es, daß sie aus dem Dargestellten Anregungen für die Weiterverfolgung dieses oder jenes Problems im Bereich ihrer beruflichen Tätigkeit erhalten.

Mein Dank gilt den vielen Zwangskranken, die sich mir in Beratungen und Behandlungen anvertraut haben.

Dankbar bin ich auch allen Kollegen und Ausbildungskandidaten, durch deren kritische Bemerkungen und Fragen ich wichtige Anregungen erhalten habe.

Ganz besonders möchte ich mich bei Frau Sieglinde Hoffstadt bedanken, die mit viel Geduld und nie erlahmender Einsatzbereitschaft den Text und das Literaturverzeichnis über die verschiedenen Stadien in der vorliegenden Form niedergeschrieben hat.

Bonn, Januar 1988   Hans Quint

Inhaltsverzeichnis

Einleitung 1

I. Historische Anmerkungen 4

II. Symptomatologie 6
   1. Allgemeine Phänomenologie 6
   2. Differentielle Phänomenologie 9
      a) Zwangsvorstellungen und Zwangsimpulse 9
      b) Zwangshandlungen 11
      c) Zwangsdenken 13
      d) Körpersymptome 14

III. Vorkommen, Häufigkeit, Beginn und Verlauf 15

IV. Pathogenetische Konzepte 17

V. Psychodynamik 19
   1. Triebstruktur (Es-Struktur) 20
   2. Über-Ich-Struktur 22
   3. Ich-Struktur 25
      a) Handlungsstörung 26
      b) Magisches Erleben 29
      c) Autonomie-Beweisnot 30
      d) Abwehrmechanismen 32
      e) Vorstellung und Denken 37
      f) Schuldgefühle 39
   4. Narzißmus 40

VI. Entstehung, Aufbau und Funktion der Zwangssymptomatik 42

VII. Zwangscharakter 55

VIII. Psychogenese (Entwicklungsgeschichte) 61

IX. Intersubjektaler (interpersonaler) Aspekt 63

X.	Differentialdiagnostische Erwägungen	66
	1. Zwang und Phobie	66
	2. Zwang und Schizophrenie	67
	3. Zwang und Depression	68
	4. Zwang und hirnorganische Störungen	70
XI.	Therapie	71
	Literatur	81

Einleitung

Die allgemeine Bedeutung des Wortes ,,Zwang" liegt in der Nötigung, gegen die man sich nicht wehren kann. Die Tatsache, daß man gegen den Zwang ohnmächtig ist, impliziert Einengung, Beschränkung, Bindung.

Das Moment der Beschränkung bzw. Bindung erscheint zwar im Zwang in einer Weise, die psychopathologische Relevanz hat. Es ist aber nicht per se pathologisch. So sind z. B. die das Leben erhaltenden Strukturen grundlegend durch die Prinzipien Beschränkung und Bindung gekennzeichnet. Das heißt z. B., daß die eigenwillige motorische Bewegung, der freie Handlungsvollzug, eine Beschränkungen und Bindungen enthaltende strukturierte Einheit darstellt. Ohne diese beschränkende und bindende Strukturiertheit würde der pathologische Antipode zum Zwang, die Bindungslosigkeit, die Vogelfreiheit, die Verwahrlosung vorherrschen.

Wo immer das psychopathologische Phänomen Zwang auftaucht, geht es um Vorgänge, die sich mehrfach, oft ins Groteske gesteigert, wiederholen. Auch für den Zwang zur Wiederholung gilt, was über die Beschränkung und die Bindung gesagt wurde. Er stellt zwar ein das pathologische Phänomen kennzeichnendes Merkmal dar, findet sich darüber hinaus jedoch in vielen Handlungsweisen des Menschen wieder. Der Mensch ist und wird von Beginn seines Lebens in Wiederholungsvorgänge eingebettet. Ein sich ständig wiederholender Umgang mit dem Säugling ist an der Herstellung wichtiger Grundeinstellungen des Menschen wie Sicherheitsempfinden, Vertrauen und Hoffnung beteiligt. Erfahrene Wiederholungen in der Außenbeziehung schlagen sich als Strukturen mit ihren Bindungen und Beschränkungen im seelischen Haushalt und in den Objektbeziehungen nieder. Durch den sich wiederholenden Umgang mit den anderen wird auch der jeweilige individuelle Lebensrhythmus eingependelt.

Im Verlauf der förderlichen Erziehung des Kindes spielen Wiedrholungsvorgänge eine immens wichtige Rolle. Man denke an die vielen spielerischen Umgangsweisen der Erzieher mit kleinen Kindern, wobei Handlungen und Worte in festgelegter Weise sich wiederholen (z. B. in den Spielen ,,Das ist der Daumen, der schüttelt die Pflaumen, der liest sie auf . . .", und ,,Kommt ein Mann die Treppe rauf, klingelt an, klopfet an . . ."). Man denke an die verschiedenen bis zur Erschöpfung durchgeführten, immer wieder repetierten Kinderspiele wie Seilchenspringen, Kastenhüpfen, Hinkeln usw., bei denen der motorische Ablauf von Liedern oder Versen begleitet wird. Man denke daran, wie sehr Kinder darauf bestehen, daß es zu einer genauen Wiederholung des einmal Erfahrenen kommt. Sie wollen z. B. ein Märchen immer wieder hören, wobei sie unnachgiebig darauf bedacht sind, daß der Erzähler genau wiederholt, was er schon einmal vorgetragen hat, daß er nicht vom ,,Originaltext" abweicht.

Eine besondere Bedeutung gewinnt das Wiederholen während der Entwicklungszeit, die Freud bei seinen psychogenetischen Rekonstruktionen als anal-sadistische und Mahler aufgrund ihrer umfangreichen entwicklungspsychologischen Untersuchungen als Übungsphase bezeichnet haben. In diesem Lebensabschnitt wird durch vielfältige Wiederholungen der herangereiften motorischen Betätigungsmöglichkeit im Umgang mit der Welt Autonomie im Handeln erfahren und erworben. Wollte man dem Phänomen der Wiederholung in seiner ganzen Bedeutung für den Menschen gerecht werden, so müßte man die Diskussion darüber noch erweitern, müßte sich z. B. damit auseinandersetzen, daß auch die Kunst in der Rhythmik der Architektur oder im Versmaß der Gedichte oder im Aufbau eines musikalischen Werkes vom Prinzip der Wiederholung lebt.

Das Wiederholen stellt offensichtlich einen basalen Lebensvorgang dar, der dem Bewahren, dem Erhalten des einmal in Erscheinung getretenen Lebens dient. ,,Die Wiederholung bewirkt eine Art von Dauer . . . innerhalb der unaufhaltsamen Veränderung, der alles, was in der Zeit und durch sie bestimmt ist, ausgesetzt ist. Ja, die Dauer durch das Mittel der Wiederholung ist streng genommen die einzige Form von Dauer, die allem Lebendigen möglich ist" (Lichtenstein 1935).

Die Wiederholungsvorgänge des Zwangsneurotikers haben oft einen rituellen magischen Charakter. Sucht man dafür eine Analogie zu ,,normalen" menschlichen Verhaltensweisen, so findet man sie bei allen Völkern in den zahlreichen rituellen Handlungen der Sitten und Bräuche, die praktisch alle wichtigen Etappen im Leben der Menschen begleiten: Schwangerschaft, Geburt, Eintritt ins Alter der Geschlechtsreife, Heirat, Beerdigung und Totenverehrung. Alle diese Vorgänge werden durch eine kultisch-rituelle Einbettung zu einem Brauchtum, durch das der Mensch als ein von der Gemeinschaft getragenes, mit ihr kommunizierendes Wesen gekennzeichnet wird.

Insgesamt gesehen kann man im Zwang die Wirksamkeit eines lebenserhaltenden Prinzips erkennen. Der Zwang ist eine letzte Tatsache des Seelenlebens (Jaspers 1923).

Wenn man berücksichtigt, daß Menschen in traumatischen angsterzeugenden Konfliktsituationen alles nur Denkbare in Anspruch nehmen, um eine Konfliktlösung zu finden, mit der sie der traumatisierenden Angst Herr werden können, dann ist es selbstverständlich, daß sie sich dabei auch eines solchen ubiquitären Lebensvorganges wie des Zwanges bedienen. Je tiefer man in die Analyse der Psychodynamik der Zwangsneurose einsteigt, um so vielgestaltiger und facettenreicher erscheinen einem die kreativen Konfliktverarbeitungsmöglichkeiten des merkwürdigen Zwangsvorganges, der in zugespitzter Form von außen betrachtet den absoluten Stillstand zu bedeuten scheint, in Wahrheit jedoch ein Zustand höchster innerer Spannung darstellt.

Ich werde mich im wesentlichen mit der Zwangsneurose auseinandersetzen, die auch unter den Begriffen Zwangskrankheit, Zwangssyndrom und Anankasmus beschrieben worden ist. Dabei folge ich jenen Autoren nicht, die der Meinung sind, mit diesen Begriffen Gruppen von Krankheitszuständen beschrieben zu haben, welche psychodynamisch irrelevant und rein endogener Natur sind (Rümke 1967, Langen u. a. 1974).

Mit dem Auftreten von Zwangserscheinungen in der Schizophrenie, in der psychotischen Depression und bei hirnorganischen Störungen werde ich mich nur so weit beschäftigen, als die Beschäftigung damit dem Verständnis der vielfältigen Psychodynamik der Zwangsneurose dient, von der nach wie vor gilt, was Freud vor mehr als 60 Jahren in ,,Hemmung, Symptom und Angst'' (1926) geschrieben hat: ,,Die Mannigfaltigkeit in den Erscheinungen der Zwangsneurose ist so großartig, daß es noch keiner Bemühung gelungen ist, eine zusammenhängende Synthese aller ihrer Variationen zu geben. Man ist bestrebt, typische Beziehungen herauszuheben und dabei immer in Sorge, andere nicht minder wichtige Regelmäßigkeiten zu übersehen''.

I. Historische Anmerkungen

Ursprünglich wurden die Zwangserscheinungen als Sonderform von Wahnideen beschrieben. Es bedurfte eines langen Weges, bis sie als eigene Krankheitsgruppe erkannt waren. Im deutschen Schrifttum begann die Diskussion über die Abgrenzung der Zwangskrankheit mit der Einführung des Begriffes „Zwangsvorstellung" durch Krafft-Ebing im Jahre 1867. K. Schneider hat 1918 in seinem Übersichtsreferat über die Lehre vom Zwangsdenken darauf hingewiesen, daß Krafft-Ebing jedoch lediglich den objektiven Zwang beschrieben hat, der z. B. als Konsequenz eines Schmerzempfindens den Vorstellungsinhalt beherrscht. Im Jahre 1868 berichtete Griesinger über drei Patienten, die an einer Grübel- und Fragesucht litten. Er sprach dabei ebenfalls von Zwangsvorstellungen, wobei er den subjektiven Zwang beschrieb, den die Patienten durch die sich willkürlich aufdrängenden psychischen Vorgänge erlebten.

Mit der Herausstellung des subjektiven Charakters war das entscheidende Kriterium für den pathologischen Zwang benannt worden. In der bekannten Definition der Zwangsvorstellungen, die Westphal 1877 gab, sind zwei weitere Kriterien angegeben: „Unter Zwangsvorstellungen verstehe ich solche, welche bei übrigens intakter Intelligenz und ohne durch einen gefühls- oder affektartigen Zustand bedingt zu sein, gegen und wider den Willen des betreffenden Menschen in den Vordergrund des Bewußtseins treten, sich nicht verscheuchen lassen, den normalen Ablauf der Vorstellungen hindern und durchkreuzen, welche der Befallene stets als abnorm, ihm fremdartig anerkennt und denen er mit seinem gesunden Bewußtsein gegenübersteht". Westphal sah die Zwangsvorstellung weiterhin dadurch gekennzeichnet, daß sie der Kritik ihres Trägers unterworfen ist und daß sie eine primäre Störung des Denkens darstellt. Die Herausstellung der erhaltenen Kritikfähigkeit hat ebenfalls wenig Widerspruch gefunden. Sie ermöglichte die Differenzierung vom Wahn insofern, als der Wahnkranke im Gegensatz zum Zwangskranken seinen pathologischen Ideen kritiklos gegenübersteht. Anders war es mit der Feststellung, daß bei den Zwangsvorstellungen eine primäre Störung des Denkens vorliegt. Daran hat sich eine heftige Diskussion zwischen Vertretern der Theorie der primären Denkstörung und Vertretern der Theorie der primären Affektstörung entfacht.

Das Bemühen verschiedener Autoren, die Zwangsvorstellung als eine primäre Denkstörung zu deklarieren, hat seinen Grund nicht nur in der Beobachtung, daß bei vielen Patienten die Zwangskrankheit in der Tat zunächst als reine Denkstörung imponiert. Bei manchen Darstellungen findet man unter dem Begriff der Zwangserscheinungen eine Fülle von verschiedenen psychischen Gebilden angeführt, die andere Untersucher nur schwer als ein gemeinsames, gut abgrenzbares psychopathologisches Phänomen anerkennen konnten. Janets (1903) Einteilung enthält 32 Einzelformen, die von Loewenfeld (1904) hat einen ähnlichen Umfang, und auch bei Friedmann (1907) werden 26 Formen angegeben. Um den Begriff des Zwanges nicht zu weit auszudehnen, haben sich verschiedene Autoren dafür ausgesprochen, das pathologische Zwangsgeschehen auf die Vorstellung zu beschränken. Warda (1902) wendet sich gegen die Bezeichnung ,,Zwangsempfindung", ,,Zwangshalluzination", ,,Zwangsaffekt" mit der Erklärung, ,,daß die Berechtigung des Wortes ,Zwangsvorstellung' in der Psychiatrie einzig und allein basiert auf dem in ihm enthaltenen Gegensatz zu dem scheinbar freien Willen". Dieser freie Wille existiere aber nur in Bezug auf die Denkakte. Die häufig auftretenden Zwangshandlungen seien als Folgeerscheinungen von Zwangsvorstellungen zu verstehen.

Mit der Abgrenzung der Zwangskrankheit als eigenes Symptombild und mit der Herstellung des subjektiven Charakters des Zwanges und der kritischen Distanzierung der Person vom Zwangsgeschehen bei gleichzeitiger Aufrechterhaltung ihrer Identität waren Eigenarten beschrieben worden, die einer Erklärung bedurften. Allen bisher erwähnten Meinungen lag die Voraussetzung zugrunde, daß psychische und psychopathologische Phänomene ausreichend durch eine beschreibende Elementenpsychologie erfaßt und verständlich gemacht werden könnten. Eine Darstellung auf dieser Basis trägt jedoch dem lebendigen psychodynamischen Geschehen wenig Rechnung.

Durch die von Freud und seinen Schülern begründete psychoanalytische Untersuchung der Zwangsneurose wurden neue Möglichkeiten zum Verständnis der Zwangserscheinungen vermittelt. Die Alternativfrage, ob es sich dabei um eine primäre Denk- oder Affektstörung handelt, wurde überwunden, jedoch nicht mit der Feststellung eines ,,sowohl-als-auch", wie es bei Friedmann (1920) geschehen war, sondern durch den Nachweis des dynamischen Zusammenhanges zwischen der Störung im Vorstellungs- bzw. Denkbereich und jener, welche die affektive Seite betrifft.

Die entscheidenden Einblicke in die Psychodynamik der Zwangskrankheit entstammen den psychoanalytischen Untersuchungen Freuds und seiner Nachfolger. Sie beziehen sich auf die gesamte Entwicklungsgeschichte des Zwangskranken, auf die daraus resultierende Strukturierung der Persönlichkeit mit ihren zum Symptomausbruch disponierenden Konfliktbereitschaften sowohl hinsichtlich bestimmter Trieb-Abwehr-Konstellationen als auch hinsichtlich bestimmter Ich-Selbst-Regulationen, und auf die den Ausbruch der Symptomatik motivierenden interpersonalen und intrapsychischen Vorgänge.

Meine Darstellung der Psychodynamik der Zwangskranken berücksichtigt vor allem die psychoanalytischen Untersuchungsergebnisse.

Eine andere dynamische Betrachtung, die in manchen Aspekten mit der psychoanalytischen verwandt ist, wurde von den Phänomenologen bzw. Existenzanalytikern (Jaspers 1923, von Gebsattel 1938, Strauß 1938, Göppert 1960) angestellt. Diese versuchen mit einer reinen Strukturanalyse, mit der ausschließlichen Erfassung der Situationsdynamik, die Zwangskrankheit verständlich zu machen.

Zuletzt entfaltete sich eine lerntheoretische Sichtweise mit behavioristischer Zentrierung, bei der die Zwangssymptome als erlerntes Fehlverhalten angesehen werden.

II. Symptomatologie

1. Allgemeine Phänomenologie

Der allgemeinen Beschreibung dessen, was in der Medizin als Zwangssymptom bezeichnet wird, stelle ich ein Beispiel voran.
Patient S.: Als die 33jährige Patientin 16 1/2 Jahre alt war, wurde sie von der Vorstellung geplagt, sie habe Schimpfworte auf Wände oder Möbel eingekratzt. So sehr sie sich auch bemühte, diese Vorstellungen, die sie als verrückt und unpassend ansah, zur Seite zu schieben, es gelang ihr nicht. Sie fühlte sich durch sie vielmehr so beherrscht, beunruhigt und geängstigt, daß sie sich gleichzeitig fragte, ob sich ihre Vorstellungen nicht doch realisiert hätten. Die Angst trieb sie, Wände und Möbel zu kontrollieren, um sich zu vergewissern, daß keine Schimpfworte eingekratzt waren. Obwohl sie sich immer wieder sagte, sie brauche diese Kontrolle nicht durchzuführen, weil sie nichts eingekratzt haben konnte, fühlte sie sich doch gewungen, immer wieder zu kontrollieren. Dabei mußte sie ein bestimmtes Ritual einhalten: Wände und Möbel waren wie ein Blatt in Zeilen aufzuteilen und wie beim Lesen mit den Augen abzutasten, jedoch nicht von links nach rechts, sondern umgekehrt von rechts nach links, wobei die Zeilen eins, drei, fünf usw. jeweils dreimal, die Zeilen zwei, vier, sechs usw. jeweils zweimal hintereinander rituell überprüft werden mußten. Wurde sie in diesem Vorgehen aus irgendeinem Grund unterbrochen, mußte sie die Überprüfung noch einmal von vorn beginnen. Dann fühlte sie sich für einige Zeit einigermaßen beruhigt. Wenn sie selbst oder andere versuchten, das kontrollierende Überprüfen zu verhindern, tauchte eine große Unruhe in ihr auf, die sich bis zur panischen Angst steigern konnte. Sowohl die Vorstellungen, Schimpfworte eingekratzt zu haben, wie auch die Kontrollen, mit denen sie überprüfen mußte, ob ihre Vorstellungen zur Tat geworden waren, vollzogen sich zwanghaft automatisch; das heißt, die Patientin war nicht in der Lage, den Vollzug zu unterlassen oder abzubrechen.

Anhand dieses Beispiels lassen sich die wesentlichen Kriterien eines Zwangssymptoms beschreiben.
a) Bestimmte Vorgänge – im erwähnten Beispiel die Vorstellung, Schimpfworte auf Wände oder Möbel eingekratzt zu haben, und das kontrollierende Überprüfen – können nicht gesteuert, nicht willentlich beeinflußt werden. Sie setzen sich vielmehr gegen den Willen des Patienten durch. Dieser Vorgang wird als subjektiver Zwang bezeichnet, womit auf einen innerseelischen Zustand hingewiesen wird, bei dem sich die freie willentliche Steuerung, die sonst dem Menschen prinzipiell zur Verfügung steht, als unvermögend, schwach und unzuverlässig erweist, während die zu steuernden, zu handhabenden seelischen

Vorgänge, wie Vorstellungen oder Handlungen, eine normalerweise nicht vorhandene Macht gewinnen, das heißt sich rücksichtslos gegen alle Steuerungsversuche durchsetzen.

Das Moment des subjektiven Zwanges ist den meisten Menschen bekannt. Wer ist nicht schon einmal von einem Gedanken, einer Idee, einer Melodie (Ohrwurm) verfolgt worden, obwohl er sich eigentlich mit etwas anderem beschäftigen wollte? Dies sind jedoch vorübergehende Erscheinungen, die letztlich mit einer Willensanstrengung zur Seite geschoben werden können.

Hier sei aber schon vermerkt, daß die Übergänge vom Pathologischen zum Normalen fließend sind. Ähnliches läßt sich auch von den sehr verbreiteten leichten sog. lavierten Kontrollzwängen sagen, die sich z. B. darin äußern, daß nach Abschließen der Haustür Unsicherheit darüber vorherrscht, ob die Tür wirklich abgeschlossen wurde, so daß trotz besseren Wissens noch einmal nachgeprüft wird. Solche Vorgänge sind jedoch in der Regel flexibel, gewinnen keine übermäßige Bedeutung und können – anders als beim subjektiven Zwang – wenn nötig, unterlassen werden. Ihr Auftreten ist auch von der psychischen Gesamtlage, z. B. vom Grad der Müdigkeit, abhängig.

b) Die oben erwähnte 23jährige Patientin hatte zunächst lediglich von ihren Zwangshandlungen (Kontroll- bzw. Überprüfungszwänge) berichtet. Als sie gefragt wurde, was sie denn kontrollieren müsse, gab sie zunächst die allgemeine Antwort: Sie müsse sich überzeugen, daß alles in Ordnung sei. Auf die weitere Frage, worin denn die mögliche Unordnung bestehen könnte, gab sie nur unter großem Widerstreben preis: Sie werde von der Vorstellung geplagt, Schimpfworte eingekratzt zu haben. Und erst auf die nochmalige Frage, wem die Schimpfworte gelten, äußerte sie zögernd: Der Mutter .

Mit diesen Ausführungen soll auf ein zweites Kriterium des Zwanges hingewiesen werden. Die Patientin schämte sich ihrer Zwangsvorstellung. Sie fand sie absurd, unsinnig, nicht zu ihr passend. Die damit beschriebene erhaltene kritische, verurteilende Einstellung der Patientin den eigenen Zwangserscheinungen gegenüber, stellt ein zweites Kriterium der allgemeinen Phänomenologie des Zwanges dar. Mit Hilfe dieses Kriteriums ist der Zwang differentialdiagnostisch vom Wahn, dem gegenüber sich der Patient nicht kritisch abzusetzen vermag, zu unterscheiden. Der Wahnkranke lebt mit dem Wahn, während der Zwangskranke gegen den Wahn lebt (Schneider 1918). Der Unterschied läßt sich aus folgenden Beispielen erkennen: Der Patient Th. hatte die Zwangsvorstellung, er könnte Frauen geschwängert haben. Obwohl er durch verschiedene zwanghafte Kontrollmaßnahmen überprüfen mußte, ob seine Zwangsvorstellung sich realisiert hatte, war er sich der Absurdität seiner Vorstellung und der Unmöglichkeit, sie realisiert zu haben, bewußt. Er war so in sich selbst gespalten, blieb dabei aber realitätsorientiert. Der schizophrene Patient W. lebte in dem Wahn, er habe Nachbarinnen geschwängert, obwohl er keinen realen Kontakt mit ihnen hatte. Für ihn bestand kein Zweifel, daß die Schwängerung stattgefunden hatte. Er ging zu den Nachbarinnen und äußerte, er sei bereit, die Kosten für die notwendige Abtreibung zu übernehmen. Anders als der Zwangskranke war dieser Patient in sich nicht gespalten, wohingegen seine Realitätskontrolle nicht ausreichend funktionierte.

Die kritische Distanzierung von den eigenen Zwangsvorgängen kann unter bestimmten Bedingungen schwinden. Bei manchen schweren Zwangskrankheiten kann die Zwangsvorstellung bzw. der Zwangsimpuls so überhand nehmen, daß die kritische Distanzierung untergeht, wodurch die Abgrenzung zur Wahnidee sehr schwierig geworden ist. In andern Fällen wird eine kritische Distanzierung bzw. Verurteilung der Zwangsvorgänge deshalb vermieden, weil diese eine selbsterhaltende bzw. selbstreparative Funktion ausüben. Auch im Falle der zwangfhaften Charakterzüge ist die distanzierende kritische Einstellung nicht mehr vorhanden oder schwach ausgeprägt. Ich werde bei den entsprechenden Kapiteln im einzelnen noch darauf zu sprechen kommen.

c) Der in der Literatur zu findende Hinweis, daß der Zwang dem Patienten ichfremd bzw. ich-dyston erscheint, könnte dahingehend mißverstanden werden, als würde der Patient die Zwangserscheinungen nicht als aus der eigenen Person herstammend ansehen. Wie aus dem eingangs angeführten Beispiel zu ersehen ist, besteht für den Zwangsneurotiker kein Zweifel daran, daß der Zwangsimperativ aus ihm selbst stammt. Die spezielle Not des Zwangskranken besteht gerade darin, daß er weiß und spürt, daß die Vorgänge, derer er sich nicht erwehren kann und die sich zwanghaft durchsetzen, seine eigenen Vorgänge sind, das heißt zu seiner Person gehören, auch wenn er sie verurteilt und sich von ihnen zu distanzieren versucht. Damit sind Zwangsvorstellungen und Zwangsgedanken von jenen Vorstellungen und Gedanken differentialdiagnostisch zu unterscheiden, die der Schizophrene als fremd erzeugte, als von außen gemachte, als von außen in ihn hineingetragene, als nicht aus ihm selbst entstandene begreift.

d) Ein weiteres Charakteristikum der Zwangssymptomatik liegt im Moment der Wiederholung. Das subjektive Zwangserleben entstammt nicht zuletzt dieser Tatsache, daß man sich der Wiederholung der psychischen Vorgänge nicht zur Wehr setzen kann, daß man dem Wiederholungszwang ausgeliefert ist, obwohl man ihn bewußt als unnötig und unsinnig verurteilt.

e) Bei den Zwangsvorgängen läßt sich in der Regel, wenn auch in unterschiedlicher Ausprägung, ein magischer Charakter feststellen. Vielfach sind die Zwangsvorgänge auch, wie im beschriebenen Fall, durch einen rituellen Ablauf gekennzeichnet.

f) Versucht der Patient, die Zwangserscheinungen zu unterdrücken, dem kategorischen Imperativ des Zwanges sich zu widersetzen, dann tritt Unruhe, quälende Spannung bzw. Angst auf, die sich bis zur Panik steigern kann. Diese angstabwehrende Funktion der Zwangssymptome ist in der Regel ohne weitere psychoanalytische bzw. tiefenpsychologische Untersuchungen festzustellen, auch wenn der Patient sich gelegentlich hinter Rationalisierungen zu verstecken versucht.

Die Frage nach den befürchteten Gefahren, nach den Angstinhalten und nach den Arten und Weisen des ,,Sich-Erwehrens" leitet über zur Darstellung der differenzierten und speziellen Phänomenologie.

2. Differentielle Phänomenologie

Die Fülle klinisch in Erscheinung tretender Zwangssymptome hat es den Untersuchern schwer gemacht, eine von allen akzeptierte Einteilung zu finden. Das hat dazu geführt, daß einige Autoren, wie eingangs bereits erwähnt, eine Vielzahl von Einzelformen abzugrenzen versucht haben (z. B. Janet 32, Friedman 26). Die in der Psychiatrie gewählten Einteilungsgesichtspunkte sind durchweg phänomenologisch orientiert. Man kann jedoch bei der deskriptiven Betrachtung der Symptome bereits eine erste Einteilung nach psychodynamischen Gesichtspunkten vornehmen, wenn man der psychoanalytischen Neurosenlehre folgt, die besagt, daß das Zwangssymptom eine Kompromißlösung eines Trieb-Abwehr-Konfliktes bzw. eines Konfliktes zwischen der Tendenz, sich zu unterwerfen, und dem Impuls, dagegen zu opponieren, darstellt. Es gibt Zwangssymptome, die mehr durch den – wenn auch verunstalteten – Trieb- bzw. Oppositionsimpuls gekennzeichnet sind, wie die meisten Zwangsvorstellungen und Zwangsimpulse, und andere, bei denen der Abwehraspekt vorherrscht, wie bei der Mehrzahl der Zwangshandlungen.

Fast alle Einteilungsversuche stellen drei Gruppen heraus:

a) Zwangsvorstellungen und Zwangsimpulse,
b) Zwangshandlungen,
c) Zwangsdenken.

Auch diese Einteilung bleibt vom Standpunkt der Psychodynamik problematisch. Wie die Veranschaulichungen der differenzierten Untergruppen durch klinische Beschreibungen in der Literatur belegen, fügt die Psychodynamik sich nur schwer einer ausschließlich deskriptiven Darstellung.

Aus didaktischen Gründen bleibe ich aber bei der üblichen Einteilung.

a) Zwangsvorstellungen und Zwangsimpulse

Manche Autoren legen bei ihren Einteilungsversuchen Wert darauf, Zwangsvorstellungen und Zwangsimpulse gesondert darzustellen.

Hier soll das, was als Zwangsvorstellung und das, was als Zwangsimpuls bezeichnet wird, zusammen erörtert werden. Bei den Zwangsvorstellungen geht es um mehr oder weniger bildhafte Vorstellungen, die sich imperativ aufdrängen (die Patienten sprechen auch davon, daß sie immer wieder daran denken *müssen*): Ein Student wird im Hörsaal von der Vorstellung geplagt, daß er eine Nadel in den Rücken eines Vordermannes bohrt; eine Mutter sieht, wie sich ihre Hände um den Hals des Kindes legen und dem Kind die Luft abdrücken, eine andere, wie ihr Kind aus dem Fenster fällt; ein junges Mädchen kann sich in der Kirche der Vorstellung nicht erwehren, daß ein Priester den Lendenschurz an der Christusstatue löst und ein erigierter Penis sichtbar wird; ein junger Mann hat immer wieder das wutverzerrte Gesicht seiner Mutter vor Augen, wie er es oft vor ihrem Tod gesehen hat usw. In all diesen Fällen handelt es sich um zwanghaft sich aufdrängende, von den Patienten als bildhafte Vorstellungen beschriebene Vorgänge. Wie schon erwähnt, werden sie oft von jenen Zwangssymptomen getrennt besprochen, die als Zwangsimpulse bezeichnet werden: Einen Patienten drängt es, auf der Straße vorbeigehende Frauen in die Bluse zu greifen, einen Bäckerlehrling, frühmorgens in den Brötchenteig zu defäzieren, eine junge Novizin während der Messe zum Altar zu laufen und sich auszuziehen, usw.

Wie man sieht, geht es bei den Zwangsimpulsen, auf die der Patient selbst jeweils mit Entsetzen und panischer Angst reagiert, immer auch um ganz konkrete Vorstellungen über befürchtete Vorgänge. Auf der anderen Seite gibt es kaum „reine" Zwangsvorstellungen, was sich darin zeigt, daß Patienten nicht nur wegen der quälenden ständigen Wiederholung dieser Vorstellungen verunsichert und geängstigt sind, sondern auch wegen der in der Vorstellung enthaltenen Aktionen, die Anlaß zu der zweifelnden Frage geben, ob nicht doch ein eigener Impuls zu ihrer Realisierung drängt. Je größer meine klinische Erfahrung geworden ist, desto häufiger wurden die Fälle von Patienten mit Zwangsvorstellungen, bei denen ich letztlich doch noch etwas von einem die Vorstellung begleitenden, zumindest schwach bewußten und gespürten Impuls erfahren habe, der freilich, weil er handlungsnäher ist, weil er unmittelbarer auf ein Bewirken ausgerichtet ist, oft nur mit großer Überwindung nach heftigem Kampf mit Scham- und Schuldgefühlen mitgeteilt wird.

Beispiel Pat. K.: Die 28jährige Verkäuferin berichtet, sie könne sich nicht von der Vorstellung frei machen, daß Kundinnen durch Nadeln, die in den Hosen steckten, beim Anprobieren am Gesäß verletzt würden. Sie wisse, daß das völlig blödsinnig sei, aber sie werde die Vorstellung nicht los; sie sehe regelrecht die zerstochenen Hinterteile der Kundinnen.

Ich: Ob sie sich schon mal Gedanken darüber gemacht habe, wie die Nadeln in die Hose gelangen könnten?

Sie: Das wisse sie nicht, sie selbst würde so etwas niemals tun.

Ich: Ob sie da ganz sicher sei?

Sie: Wer könne schon ganz sicher sein; aber sie wisse doch, daß sie so etwas noch nie getan habe und es auch nie tun würde und auch nicht tun wolle.

Ich: Ob sie die Kundinnen gern bediene?

Sie: Im großen und ganzen schon, obwohl es manchmal Kundinnen gebe, die es einem nicht leicht machten. Die könnten z. B. 20 Hosen anprobieren, sie dann einfach auf einen Stuhl schmeißen und, ohne eine Hose zu kaufen, abziehen. Da könnte man schon mal . . .

Ich: Der Kundin in den Hintern pieken?

Sie (nach einer kurzen Pause): Manchmal schon . . .

Es gelingt natürlich nicht immer so leicht, einen Patienten zu veranlassen, sich und dem anderen seine Impulse einzugestehen. Mit dem Beispiel sollte lediglich zum Ausdruck gebracht werden, daß der mit einer Vorstellung verbundene Impuls sehr viel häufiger bewußtseinsfähig ist, als es in der Regel dargestellt wird.

Die Einteilung in Zwangsvorstellung und Zwangsimpulse sollte nicht dazu führen, einer zu statischen Betrachtung Vorschub zu leisten. Man könnte die Fülle der klinisch zu beobachtenden Zwangsvorstellungen und Zwangsimpulse auf einer gleitenden Skala anordnen, an deren Enden zum einen das Vorstellungsmäßige und zum anderen das Impulshafte im Vordergrund steht, während dazwischen die

Mehrzahl der aus Vorstellungen und Impulsen gemischten Zwangsvorgängen einzuordnen wären.

Was den Inhalt der Zwangsvorstellungen und der Impulse betrifft, so geht es stets um etwas, was sich gegen die Ordnung, gegen den Anstand, gegen die guten Sitten richtet, was auf Zerstören, auf Unterdrücken, auf Beschmutzen aus ist. Triebpsychologisch gesehen handelt es sich vor allem um Vorstellungen über Vorgänge aus dem analen und sexuellen Bereich, die in unserer Kultur tabuisiert sind: Unordnung machen, quälen, besudeln, schockieren, entblößen usw. Bezüglich der sexuellen Inhalte ist ebenfalls häufig festzustellen, daß nicht das Sexuelle an sich befürchtet wird bzw. abgewehrt werden muß, sondern eine mit Sexualität ausgetragene antisoziale Tendenz. Unter dem Aspekt der Ich-Selbst-Psychologie betrachtet, stellt die Zwangsvorstellung bzw. der Zwangsimpuls oft ein Aufbegehren gegen die Umweltbegrenzung, eine Tendenz zum ,,Dagegen-Sein'', ein verdecktes Autonomiebestreben dar.

b) Zwangshandlungen

Die Zwangshandlungen umfassen neben den motorischen auch die sprachlichen Handlungsvollzüge. Bei den meisten Formen der Zwangshandlungen ist das Moment des Kontrollierens und Überprüfens, des In-Ordnung-Bringens und Saubermachens und/oder des Büßens und Wiedergutmachens vorherrschend. Man muß nachsehen, ob auch alles wirklich in Ordnung bzw. wirklich sauber ist. Man muß überprüfen, ob das, was man zu tun sich anschickte, auch wirklich getan, ob der erstrebte Handlungserfolg tatsächlich erzielt worden ist.

Wenn man sich an der offensichtlichen Funktion der Zwangshandlungen (Kontrolle, Überprüfung, Absicherung, Vergewisserung) orientiert, müßte man auch die denkerischen Handlungsvollzüge aufführen.

Die Zwangshandlungen sind durch einen rituellen, sich mehrfach wiederholenden Ablauf gekennzeichnet:

Der 28jährige Patient C. beginnt den Abend regelmäßig mit einem zwanghaften Ordnungszeremoniell, das ihn die ganze Nacht, bis er vor Erschöpfung einschläft, in Anspruch nimmt: die Jacke wird besonders vorsichtig ausgezogen, auf einen Stuhl gehängt und in ritueller Weise x-mal glattgestrichen und gebürstet, zunächst der linke Ärmel, dann der rechte Ärmel, dann der Kragen, dann die Revers, dann die Vorderpartie, dann die Rückenpartie. Anschließend wird die Jacke gewendet, das Innere nach außen gekehrt, danach die einzelnen Partien wieder glattgestrichen und gebürstet, die Jacke wieder gewendet, die Prozedur sorgfältig wiederholt, insgesamt 17 mal. Zwischendurch tauchen Zweifel über die Anzahl der Wiederholungen auf. Die Unsicherheit führt dazu, daß die ganze Prozedur viele Male neu in Angriff genommen wird. Auch die anderen Kleidungsstücke müssen so zwanghaft geordnet bzw. gesäubert werden.

In anderen Fällen wird zwanghaft aufgeräumt, geradegerückt und sauber gemacht. Der 35jährige Patient Sch. mußte zu Beginn seiner Erkrankung nach Dienstschluß seinen Schreibtisch jeden Tag zwei bis drei Stunden lang in Ordnung bringen, indem er die Gegenstände in ständiger Wiederholung exakt in die Mitte placiert, wobei gleichzeitig eine bestimmte Rangordnung unter den Gegenständen von oben nach unten einzuhalten war.

Bekannt ist der Waschzwang, bei dem oft ohne Rücksicht auf die Beschaffenheit der malträtierten Haut stundenlang in bestimmter Reihenfolge Finger, Hände, Arme, Beine usw. gewaschen werden müssen. Nicht selten werden solche Waschungen unter Zuhilfenahme von Mitteln, die besondere Reinigung garantierten, z. B. Sagrotan, durchgeführt. Daß es hier nicht um eine ,,sinnvolle'' Ordnung, um eine ,,sinnvolle'' Sauberkeit geht, läßt sich oft schon daran erkennen, daß solche Patienten trotz ihres Ordnungs-, Sauberkeits- bzw. Waschzwanges insgesamt unordentlich aussehen können. Der von mir behandelte Patient K. kam ungekämmt und mit abgewetzten, von Dreckflecken übersäten Cordhosen zur Behandlungsstunde. Von einem anderen Patienten erfuhr ich, daß zwar auf der Schreibtischplatte die Gegenstände zwanghaft geordnet wurden, in den Schubladen aber ein Tohuwabohu herrschte (außen hui, innen pfui!).

Die Zwangshandlung kann nicht so ohne weiteres mit einem Erfolgserlebnis abgeschlossen werden. Man ist sich einer einmal durchgeführten Handlung nicht sicher, muß überprüfen, ob man sie richtig oder wirklich durchgeführt hat, muß wiederholen, muß sich noch einmal vergewissern, muß noch einmal nachsehen, bleibt doch im Zweifel, ob man getan hat, was man tun wollte, sieht deshalb noch einmal nach, führt erneut Kontrollen durch usw. usw.

Oder man muß zwanghaft überprüfen, ob man etwas, was man gedacht hat und von dem man gedacht hat, daß man so etwas keinesfalls tun dürfte und tun wollte, nicht doch in die Tat umgesetzt hat.

Ein großer Teil der Zwangskontrollen bzw. Zwangsüberprüfungen spielt sich, wie schon erwähnt, gedanklich ab. In einem Erinnerungs-, Vergewisserungs- bzw. Rekapitulationszwang wird z. B. am Abend in Gedanken noch einmal der ganze Tag durchgegangen und überprüft, wo man war, was man getan und was man gedacht hat. In dieser Weise wird zwanghaft noch einmal jeder Schritt, jeder Gedanke kontrolliert, so als wolle man sich für jede Minute des Tages ein Alibi verschaffen und sich damit den Beweis liefern, daß man nichts Böses getan haben kann.

Manche Zwangshandlungen haben auch den Charakter des Ungeschehenmachens und der Wiedergutmachung; oder sie stellen eine Art magischer Beschwörung dar, wie wir es in abgeschwächter Form auch bei ,,gesunden'' Menschen kennen, wenn sie z. B. toi, toi, toi sagend mit der Hand auf Holz klopfen. Die Zwangshandlungen sind in der Regel unschwer als Reaktionen auf Zwangsvorstellungen zu erkennen: Man muß sich waschen, weil man die Zwangsvorstellung hat, Dreck oder Gift sei an den Händen; man muß die Toilettenwände zwanghaft säubern und überprüfen, ob sie auch ganz sauber sind, weil sich der Gedanke aufdrängt, sie mit Kot beschmiert zu haben; man muß zwanghaft hinhorchen, ob das Kind noch atmet, weil man sich der Vorstellung nicht erwehren kann, ihm den Hals zugedrückt zu haben; man muß zwanghaft in Gedanken den Tagesablauf rekapitulieren, weil man sich von dem Eindruck nicht befreien kann, etwas Verbotenes getan zu haben.

Andere Zwangshandlungen sind nicht als Abwehrreaktion auf ,,böse'' Zwangsvorstellungen zu verstehen, sondern als Realisierungsansatz eines verbotenen Impulses, der aber sofort Gegenhandlungen auf den Plan ruft, wodurch sogenannte ,,zweizeitige Zwangssymptome'' entstehen. Dabei setzt sich einmal der Abwehr-, das andere Mal der Befriedigungscharakter durch. So hat Freud (1909) z. B. berichtet, daß der ,,Rattenmann'' unter dem Zwangssymptom litt, auf der Straße liegende Steine wegzuräumen und dann wieder hinzulegen.

Es gibt auch Übergänge zu ,,reinen'', mechanisch wirkenden motorischen Zwangsabläufen, bei denen differential-diagnostisch an ein autistisches Stereotyp gedacht werden muß.

c) Zwangsdenken

Vieles, was unter dieser Überschrift in der Literatur angeführt wird, ist den zwangsneurotischen Charakterzügen und nicht den Zwangssymptomen zuzuordnen, insofern die Vorgänge vom Patienten selbst nicht als absurd und befremdend, sondern als ich-synton beurteilt werden, wie z. B. eine abstrakte, formale, rigide, unreflexible, irrationale, magisch-unlogische Denkweise, die nicht in der Lage ist, das Wesentliche herauszuheben, statt dessen alles quantitativ perfektionistisch zu berücksichtigen versucht, die skrupelhaft genau ist und kaum etwas zum Abschluß zu bringen vermag, weil ein immerwährender Zweifel verhindert, den Denkakt zu beenden. Andererseits lassen sich eindeutige, vom Patienten als ich-dyston erlebte Zwangssymptome im Denkbereich feststellen. Dazu gehört, abgesehen von den oben bereits angeführten gedanklichen Zwangskontrollen, ein zwanghaftes Grübeln und Fragen, das auf den ersten Blick absurd zu sein scheint, wie z. B. ,,warum ist die Erde rund?'', ,,warum ist morgens morgens und abends abends?''. Dazu gehört weiterhin ein quälendes Bedenken des eigenen Denkens, etwa mit der Zwangsfrage ,,ist das was ich gedacht habe, wirklich gedacht worden?''. Noch mehr als bei dem zwanghaften Überprüfen dessen, was man getan hat oder getan haben könnte, tritt hier ein alles beherrschender Zweifel in Erscheinung.

Es gibt auch zwanghafte Denkvorgänge, die jeglichen Inhalts zu entbehren scheinen, die lediglich in einem gedanklichen abstrakten Aufzählen bestehen, so daß gleichsam ein ,,reiner'' innerer Zählzwang vorherrscht. Ich erwähne zur Illustration einen 35jährigen Pianisten, der mehrmals von 1 bis 1000 zählen mußte, zunächst in gewohnter Reihenfolge, dann nur die ungeraden, dann die geraden Zahlen, dann das Ganze rückwärts, wobei er bei einem Verzählen gezwungen war, alles noch einmal von vorn zu beginnen.

In anderen Fällen muß Gesehenes oder Gehörtes innerlich zwanghaft nachgezählt werden, z. B. die Anzahl der Ziegelsteine von Häusern an der Vorderfront, die Fenster eines Hochhauses, die Linien eines Blattes. Oder im Konzertsaal muß zwanghaft mitgezählt werden, wie oft dieses oder jenes Instrument zuerst eingesetzt hat. Der dabei gespürte Imperativ enthält nicht immer einen Kontroll- oder Überprüfungsauftrag. Der Zwang scheint lediglich das Zählen zu fordern. Häufig sind solche Zählzwänge mit weiteren Rechenoperationen verbunden: Die beim Zählen gefundene Zahl muß durch drei geteilt werden, dann mit drei multipliziert werden, dann die Differenz beider Ergebnisse nachgezählt werden usw.

Obwohl bei manchen ,,reinen'' Zählzwängen Gedanken- und Vorstellungsinhalte ganz zu fehlen scheinen, erkennt man nicht selten beim vertieften Einblick während der Therapie, daß die Zahlen und das zwanghafte Umgehen mit ihnen verschlüsselt mit Gedankeninhalten verbunden sind. Zum einen kann das Zählen einen rituellen Vorgang zur Bannung einer Gefahr darstellen, die aus der eigenen Gedankenwelt entsteht, zum anderen können Zahlen Personen, Tiere oder Dinge meinen oder auch abstrakte Inhalte bedeuten: z. B. die 1 das alles Beherrschende, die 4 das Weiche-Weibliche, die 5 das Harte-Männliche.

Die damit angedeutete magische Erlebensweise ist bei vielen Zwangserscheinungen in der einen oder anderen Weise wirksam. Die magische Vorstellung, daß das Gedachte eine Auswirkung auf die Außenwelt, insbesondere auf die Mitmenschen hat (Allmacht der Gedanken), und die magische Gedankenoperation zur Bannung der ,,bösen" Gedanken dient, tönen die Grundbefindlichkeit der Patienten. Bereits bei dieser ersten differenzierenden Symptombetrachtung wird deutlich, daß es sich bei den Zwängen, die Zählzwänge eingeschlossen, nicht um unabhängige selbständige Störungsformen handelt, sondern um komplizierte psychische Abläufe, die sowohl von Angst und Unruhe erzeugt werden als auch ihrerseits Angst und Unruhe erzeugen können. So stellt man auch fest, daß Denkvorgänge, denen gefährliche magische Auswirkungen auf die Umwelt zugeschrieben werden – z. B. wenn ich die Zählprozedur nicht korrekt durchführe, stirbt der Lehrer, oder wenn ich so oder so nicht gedacht habe, bzw. dies oder jenes vermieden habe, habe ich den Tod des anderen noch einmal verhindert –, Gegendenkvorgänge schaffen, mit denen, wieder auf magische Weise, die Gefahren der ersten Denkvorgänge gebannt werden sollen, was aber ebensowenig wirksam ist und keine Sicherheit bringt, sondern auch bezweifelt werden muß, so daß daraus ein hochkompliziertes System von sich bedenkendem Denken entstehen kann, das einen Zustand äußerster Gespanntheit darstellt. Damit ist gesagt, daß der Kampf zwischen Impuls und Abwehr sich nicht nur in der motorischen Sphäre zeigt, sondern auch den Vorstellungs- und Denkbereich kennzeichnet. (s. a. das Kapitel über das Denken).

d) Körpersymptome

Abgesehen von den Hinweisen auf eine auffallende Müdigkeit und Abgeschlagenheit (Kraepelin 1915) und von so allgemeinen Feststellungen wie ,,der Körperzustand eines Zwangsneurotikers ist typischerweise rigide" und ,,dem Vorherrschen der Analerotik entsprechend leiden die Patienten gewöhnlich unter Verstopfung" (Fenichel 1945, II, S. 159) finden sich in der frühen einschlägigen Literatur keine Bemerkungen über Körpersymptome beim Zwangsneurotiker.

1954/55 beschrieb Schwidder ein aus funktionellen Herzbeschwerden, Kopfschmerzen, Obstipation und Schlafstörungen bestehendes ,,zwangsneurotisches Organsyndrom".

Danach wurden weitere Beobachtungen über Körpersymptome bei Zwangsneurotikern mitgeteilt. Völkel (1954/55) fand funktionelle Herzbeschwerden, Zauner (1964) funktionelle Atemstörungen, Inappetenz und Schlafstörungen. Außerdem wurde verschiedentlich darauf hingewiesen, daß ein Alternieren zwischen psychischen Zwangssymptomen und Körperstörungen zu beobachten sei (Völkel 1954/55, Wyss 1954/55, Beck 1974).

III. Vorkommen, Häufigkeit, Beginn und Verlauf

Die Zwangsneurose tritt in ausgeprägter Form selten auf. Die verschiedenen Angaben aus dem deutschsprachigen und angelsächsischen Raum konvergieren zu folgenden Prozentzahlen: Weniger als 1% in der Gesamtbevölkerung, 1% unter allen psychiatrischen Erkrankungen, 4% unter den Neurosen.

Leichte zwangsneurotische Symptome und Charaktereigenarten, die oft im Zusammenhang mit anderen psychoneurotischen Erscheinungsformen auftreten, sind dagegen häufig. Ein genaues Bild darüber zu bekommen, ist jedoch schwierig, weil die Träger solcher Störungen diese entweder ich-synton verarbeitet haben oder sich ihrer schämen, so daß sie sich darüber ausschweigen.

Bei einer Auszählung von 1000 Patientinnen, die nach dem Stichtag des 1. 7. 1956 im Niedersächsischen Landeskrankenhaus Tiefenbrunn bei Göttingen behandelt wurden, fand ich 41, die an einer Zwangsneurose litten, und 221, bei denen eine zwangsneurotische Charakterstruktur vorherrschte. Unter den übrigen 779 gab es nochmals 265, bei denen einzelne eindeutige Zwangszüge festzustellen waren. Nach früheren Untersuchungen sollen Männer häufiger als Frauen an einer Zwangsneurose erkranken (Kraepelin, E., Lange, J., 1927). Neuere Untersuchungen haben diese Ansicht korrigiert (Ingram 1961). Meine eigenen Beobachtungen aus den letzten Jahren besagen, daß unter 63 zwangsneurotisch Erkrankten 28 Frauen waren.

Übereinstimmend wird berichtet, daß bei Zwangsneurotikern ein überdurchschnittlich hohes Intelligenzniveau festgestellt werden kann (Ingram 1961, Rüdin 1953), was auch durch meine Untersuchungen bestätigt wird. Bei 10 Zwangsneurotikern, die ich im letzten Jahr testpsychologisch untersucht habe, fand ich einen IQ von durchschnittlich 128, bei einer Schwankung zwischen 113 und 136.

Die Zwangsneurose kann sich bereits in der Kindheit ab dem 5./6. Lebensjahr entwickeln. Die Hauptinzidenzzeit liegt jedoch zu Beginn der Pubertät und in dem anschließenden Lebensabschnitt bis zum 20. Lebensjahr. In der zweiten Lebenshälfte wird ein erstmaliges Auftreten seltener.

Zwangsneurosen beginnen häufiger schleichend, seltener akut. Sie verlaufen sehr unterschiedlich.

Insgesamt gesehen können bei rein deskriptiver Betrachtung folgende Verläufe festgestellt werden:

1. Kurz dauernde zwanghafte Reaktionen, die keine Tendenz zur Ausbreitung zeigen.
2. Episodische Verlaufsformen, bei denen zeitlich begrenzte zwangsneurotische Erkrankungen Zustände von Wohlbefinden ablösen (Müller 1953, 1957).

3. Chronische Verläufe, die bei den meisten Zwangsneurosen zu beobachten sind.
4. Progrediente maligne Verläufe mit schweren Endzuständen, die im Mittel 10% aller Erkrankungen ausmachen.

Allgemein läßt sich feststellen, daß Erkrankungen, bei denen lediglich Zwangsvorstellungen und Zwangsgedanken vorherrschen, eine günstigere Prognose als solche mit Zwangshandlungen haben.

Der Krankheitsverlauf kann durch äußere Lebensumstände wesentlich beeinflußt werden. Bei chronischem Verlauf läßt sich im fortgeschrittenen Lebensalter nicht selten ein Nachlassen der Zwänge feststellen. In dem Maße, in dem die Zwangsvorgänge sich auf die ganze Persönlichkeit ausgebreitet haben, wird die Prognose ungünstiger. So zeigen auch Patienten, die wegen ihrer schweren Zwangserkrankung einer stationären Therapie zugeführt werden mußten, in katamnestischen Untersuchungen einen schlechten Verlauf. Übereinstimmend wird darauf hingewiesen, daß Zwangskranke kaum Suizide begehen und selten zu Suchtmitteln greifen.

Bei Würdigung aller Untersuchungsergebnisse läßt sich sagen, daß die Zwangsneurose eine außerordentlich beeinträchtigende Erkrankung darstellt, die aber nur in einem geringen Prozentsatz in einen desolaten Endzustand mündet.

IV. Pathogenetische Konzepte

Ist die Zwangsneurose angeboren oder erworben? In dieser alternativen Gegenüberstellung wird die Frage heute kaum noch gestellt. Die klinischen Betrachtungen legen die Annahme einer Ergänzungsreihe von Angeborenem und Erworbenem nahe. Während jedoch über den Erwerb bzw. die Entwicklungsprozesse der Zwangsneurose viele detaillierte Untersuchungsergebnisse vorliegen, ist die Frage, worin im einzelnen das Angeborene beim Zwangsneurotiker besteht, noch nicht beantwortet.

Das jüngste psychogenetische Konzept hat die Verhaltenstherapie mit der ihr zugrundeliegenden Lerntheorie entwickelt. Anders als die sogenannte tiefenpsychologische Betrachtungsweise, die das Symptom als einen Lösungsversuch eines zum Teil unbewußten Konfliktes, dessen Wurzel bis in die frühe Kindheit zurückzuverfolgen sind, begreift, vertritt die Lerntheorie die These, daß das Symptom im Moment seiner Manifestation durch Lernvorgänge zustande kommt. Diese These, die psychischen Symptome, die Neurosen seien angelernte und persistierende fehlerhafte Verhaltensweisen, hat ihren Ausgangspunkt in den von Pawlow (1953) durchgeführten Untersuchungen, in denen er das Lernen von Signalen, den Erwerb bedingter Reflexe, die „klassische Konditionierung" nachweisen konnte. Aber erst nachdem Skinner (1938) das operante Konditionieren (Lernen am Erfolg) und Wolpe (1958) die Desensibilisierung beschrieben hatten, wurden die lerntheoretischen Prinzipien als Erklärungsmodelle für die Entstehung von pathologischen Fehlverhaltensweisen (Neurosen) benutzt und entsprechende therapeutische Techniken entwickelt (Verhaltenstherapie).

Inzwischen hat sich gezeigt, daß „reine" lerntheoretische Prinzipien nicht ausreichen, die Entstehung von Neurosen zutreffend zu erklären und entsprechende Behandlungsstrategien zu entwickeln, was sich z. B. an der Umorientierung der Verhaltenstherapie in Richtung kognitive Lerntherapie zeigt.

Mit dem Anliegen, eine reine Strukturanalyse, eine ausschließliche Analyse der Situationsdynamik zu betreiben, haben sich die Phänomenologen bzw. Existenzanalytiker mit der Zwangskrankheit beschäftigt. Es wird die Meinung vertreten, mit der Beschreibung der „Welt des Zwangskranken" sei eine umfassendere Darstellung zu bieten. „Ziel unserer Untersuchung ist der zwangskranke Mensch in toto, in erster Linie also seine besondere Weise des Existierens, durch die er eingegliedert ist in eine spezifische, von der unseren verschiedenen Daseinswelt. Wir wollen eben damit hinauskommen über die bloße Funktions-, Akt- und Erlebnisanalyse; in gleicher Weise über die tiefenpsychologische Trieblehre der Psychoanalyse; weiterhin auch über die bloße Charakter- und Konstitutionsanalyse des zwangskranken Menschen; und schließlich über die neurophysiologischen

Konstruktionen, wie sie durch die Zwangserscheinungen bei Postenzephalitikern angeregt wurden . . . Es ist der psychiatrische Affe der Verwunderung, das Erlebnis der Begegnung mit dem unerklärlich Anderen, der in den Ansatz unserer Fragestellung mit eingehen soll" (von Gebsattel 1957).

Nach von Gebsattel ist das unerklärlich Andere des Zwangskranken eine Welt, die in ihren physiognomischen Charakteren verändert ist, angefüllt mit Schmutz, Gift, Verwesendem. Gegen eine ,,Einigung mit dem Verwesenden steht der Ekel als Abwehr der sinnlichen Unmittelbarkeit" (Straus 1938). Die Dynamik der Erkrankung entsteht nach von Gebsattel aus der Kontroverse zwischen der ,,Störungsseite" und der ,,Abwehrseite". Mit dieser Ansicht wird die Konflikttheorie von Freud aufgegriffen. Noch eindeutiger ist bei Binder (1936) der Rückgriff auf Freud'sche Positionen, zum Teil sogar bis in die Begriffswahl, zu erkennen. Das, was für Freud die verdrängte Triebregung ist, wird kaum verändert als ,,Störungspsychismus" bezeichnet, und das Bemühen des Ichs zur Ausschaltung der störenden Regungen, die Abwehrmechanismen, heißt jetzt ,,Abwehrpsychismus". Auch bei der Beschreibung der Art und Weise, in der der Zwangsneurotiker abwehrt, ist bei Binder eine weitgehende Übereinstimmung mit der Freud'schen Ansicht festzustellen. Was Binder als ,,Abkapselung" beschreibt – ein Vorgang, durch den ein Komplex aus seiner psychischen Umgebung herausgelöst und isoliert wird –, stimmt weitgehend mit dem überein, was Freud mit dem Abwehrmechanismus der Isolierung gekennzeichnet hat.

Wir verdanken der Strukturanalyse bzw. der Analyse der Situationsdynamik differenzierte Beschreibungen und wichtige Einblicke in die Psychopathologie des Zwangskranken und außerdem eindrucksvolle Bilder von seinem Welterleben. Wieso, muß man sich jedoch fragen, kann hier von einer Untersuchung des zwangskranken Menschen ,,in toto" gesprochen werden, wenn dieser, der ein geschichtliches Wesen ist, der sich aus einem Zustand diffuser Ganzheit zu einer hochdifferenzierten Persönlichkeit entwickelt, nicht auch unter dem Aspekt der Entwicklung gesehen wird? Von Gebsattel ist der Meinung, daß man in der Begegnung mit zwangskranken Menschen vor dem ,,Unerschlossenen, vielleicht sogar Unerschließbaren seines Andersseins" steht. Für ihn liegt das Unerschlossene in dem ,,Widerspruch zwischen der vertrauten Nähe mitmenschlicher Gegenwart und der fremdartigen Entlegenheit einer von der unseren völlig verschiedenen Daseinsweise". Es geht ihm darum, die Weise des ,,In der Welt Seins" des Zwangskranken zu beschreiben. Ist eine solche Weise jedoch nicht auch davon abhängig, wie jemand sich und die Welt im Verlauf seiner persönlichen Entwicklungsgeschichte erfahren und wie sich diese Erfahrung in ihm niedergeschlagen hat? Es wird darauf hingewiesen, daß die phänomenologische Forschungsrichtung von der Frage ausgeht, in welcher Weise die personale Selbstverwirklichung gestört ist (von Gebsattel 1938, Straus 1938, Göppert 1960). Von Gebsattel sieht die Störung in einer Werdensstagnation und Straus in einer existentiellen Isolierung. Personale Selbstverwirklichung, Werdensstagnation und existentielle Isolierung sind aber Phänomene, zu deren Erhellung eine entwicklungsgeschichtliche Betrachtung wesentliche Beiträge liefern könnte.

Die Psychoanalyse hat mit ihrer Sicht den größten Beitrag zur Klärung der Zwangsneurose geleistet. In den nächsten Kapiteln werde ich mich vor allem damit beschäftigen.

V. Psychodynamik

Die psychodynamischen Untersuchungen des Zwanges wie der psychopathologischen Phänomene insgesamt wurden vornehmlich von der Psychoanalyse durchgeführt. Die Psychiatrie hat anfänglich so gut wie nichts dazu beigetragen. Sie stand lange Zeit einer psychodynamischen Betrachtung grundsätzlich ablehnend gegenüber. So schrieb Gruhle noch 1956 in seinem Buch ,,Verstehende Psychologie'': ,,Dynamik wird – als Modewort – ganz ausgeschaltet''.

Das Studium der Psychodynamik, das heißt der Triebansprüche, Wünsche, Bedürfnisse und Phantasien, ihrer Auseinandersetzung mit moralischen bzw. Werteinstellungen, der Abwehrvorgänge, welche angsterzeugende Triebansprüche ins Unbewußte verweisen können, und der Wiederkehr des Abgewehrten in der Symptombildung hat nicht nur die Entwicklung, die Entstehung, den Aufbau und die Funktion der Zwangsneurose als Kompromißbildung eines intrapsychischen Konfliktes aufgezeigt, sondern auch neue Möglichkeiten zur therapeutischen Beeinflussung eröffnet.

Nach der Hysterie wurde die Zwangsneurose bald Gegenstand der psychoanalytischen Erforschung. Von Anfang an wurde dabei das Symptom als Lösungsversuch eines Konfliktes zwischen zwei miteinander nicht zu vereinbarenden psychischen Vorgängen, zwischen einem nach Lusterleben strebenden, aber angsterzeugenden Triebanspruch und einer dagegen gerichteten, den Triebanspruch abwehrenden Einstellung angesehen. Dieses Grundkonzept wurde im Verlaufe der Entwicklung der psychoanalytischen Neurosenlehre zunehmend weiter ausgebaut und im Zusammenhang mit der Theorie der Strukturierung der Psyche – Einteilung in die Funktionssysteme Es, Ich und Über-Ich – als intersystemischer Konflikt beschrieben. Dabei rückte neben dem Aspekt des Trieb-Abwehr-Konfliktes immer mehr der des Konfliktes zwischen der sich selbst behauptenden Auflehnung des Ichs gegen die Umwelt und seiner Anpassung an dieselbe ins Blickfeld der Untersucher.

Die differentia specifica zwischen Hysterie und Zwangsneurose in diesem Konfliktgeschehen sind in den Inhalten und der Form der Es-Regungen, an die eine Fixierung stattgefunden hat, in den Anforderungen und der Struktur des Über-Ichs, in dem die Ge- und Verbote der signifikanten ersten Beziehungspersonen internalisiert sind, in der Struktur und den Funktionen sowohl der Selbstbehauptungs- als auch der Abwehrbemühungen des Ichs und in den diese Abwehr motivierenden Ängsten zu finden.

Wenn ich im Folgenden die Psychodynamik der Zwangsneurose getrennt unter den Aspekten des Es, Ichs und Über-Ichs darstelle, so tue ich das aus didaktischen Gründen, wohlwissend, daß ich damit etwas künstlich trenne, was dynamisch zusammenhängt, und daß es unumgänglich ist, stets die Beziehung zwischen den drei psychischen Funktionsbereichen zu berücksichtigen. Trotzdem habe ich diese Einteilung gewählt, um die schwierige Aufgabe der systematischen Darstellung besser lösen zu können. Überschneidungen und Wiederholungen nehme ich dabei bewußt in Kauf.

Obwohl ich in einem Kapitel über die Psychogenese auf die frühkindlichen psychosozialen Vorgänge, die die Entwicklung einer Disposition zur Zwangskrankheit fördern, gesondert zu sprechen komme, werde ich, um den Gesamtzusammenhang zu wahren, bei der Erörterung des psychodynamischen Kräftespiels immer wieder auf die frühe Entstehungsgeschichte hinweisen.

1. Triebstruktur (Es-Struktur)

Wer sich eingehender mit Zwangsneurotikern beschäftigt, wird bald von den hinter den Symptomen lauernden archaischen, undifferenzierten, unstrukturierten Triebansprüchen erfahren, die dem Patienten zwar nicht voll bewußt sind, ihn aber dennoch in der einen oder anderen Weise bedrängen und beunruhigen.

Bei den Triebregungen handelt es sich um anal-erotische Inhalte (Beschmutzen, Besudeln, Beschmieren, im Dreck wühlen usw.) und/oder anal-sadistische (Stänkern, Opponieren, Rebellieren, Unterdrücken, Zerstören, Quälen, Schocken usw.). Häufig sind auch genital-sexuelle Impulse vorherrschend, die insgesamt die ganze Skala menschlicher Sexualität enthalten können (s. a. Kapitel über Symptomatik).

Beim Zwangsneurotiker scheint die im Rahmen der Objektbeziehung sich vollziehende Triebentwicklung ein archaisches Entwicklungsniveau und damit eine grobe Ambivalenz zwischen Liebe und Haß nicht überwunden zu haben. Die Psychoanalyse spricht davon, daß die sadistischen Impulse nicht ausreichend mit libidinösen gemischt sind, so daß einerseits die im Sadismus wirksamen Selbstbehauptungstendenzen rücksichtslos und lieblos erscheinen, andererseits die libidinöse Zuwendung als Selbstaufgabe befürchtet wird. Außerdem besteht keine Eindeutigkeit hinsichtlich der sadistischen und libidinösen Objektbeziehungen, so daß ein sadistischer Umgang mit den Objekten als eine Form libidinöser Beziehung imponieren kann. Beim Zwangsneurotiker ist zu beobachten, daß er jene Personen, die ihm nahestehen und denen er besonders zugetan ist, mit Nachdruck sadistisch behandelt, so als würde er nach dem Motto leben: Was sich liebt, das quält sich. Zwangshandlungen, die den Anspruch erheben, dem Frieden oder der Gerechtigkeit zu dienen, zeigen nicht selten gegenteilige Triebregungen, vergleichbar jenem Verhalten, das einen Frieden mit Feuer und Schwert erzwingen will.

Die Triebimpulse des Zwangsneurotikers sind nicht ausreichend durch Mischung, Differenzierung, Sublimierung und Neutralisierung in einer Struktur integriert. Jedoch scheint ein bestimmtes strukturierendes Moment bei ihnen durchweg vorhanden zu sein: Eine mehr oder weniger unbewußte Tendenz nach Ungebundenheit, die sich der Einordnung und Unterordnung entzieht. Sie stellt eine pervertierte Form der Autonomie dar, welche als Rebellion, als antisoziales Verhalten, als zwanghaftes Bemühen zur permanenten Beweisführung völliger

Unabhängigkeit von der Abhängigkeit verschaffenden Realität und Moral imponiert. Sie erzeugt große Angst, weil sie der gleichzeitig vorhandenen Abhängigkeit von einer benötigten Objektbeziehung zuwiderläuft.

Damit habe ich auf jene Impulse und Regungen hingewiesen, die von Zwangskranken streng verurteilt und abgewehrt werden, so daß ein intrapsychischer Konflikt entsteht, der in dem Zwangssymptom einer Kompromißlösung zugeführt wird. Anfänglich hat die Psychoanalyse die konflikthaften Impulse ausschließlich in anal-erotischen und anal-sadistischen Triebregungen gesehen. Später wurde diese einseitige Sicht erweitert und dem Kampf zwischen Aufbegehren und Gehorchen, zwischen dem Bedürfnis nach autonomem Handeln und Sich-Unterwerfen für die Entstehung einer Zwangssymptomatik mehr Bedeutung beigemessen.

Was die Entwicklungsgeschichte dieser Konflikte verursachenden Impulsbereiche angeht, so ist sie gleichermaßen bis in die anale Phase zurückzuverfolgen. In dieser Zeit (2.–3. Lj.) geht es z. B. bei der von Freud als so wichtig herausgestellten Sauberkeitserziehung nicht nur um das Schicksal der anal-erotischen und anal-sadistischen Triebregungen, sondern auch um das Schicksal des Autonomiebedürfnisses des Kindes. Im Grund sind beide Aspekte eng miteinander verwoben. Die primitive Wucht der archaischen, strukturell ungefilterten, sadistischen Aggressivität des Zwangskranken findet ihre Erklärung eben auch darin, daß sie durch den Mangel an autonomer Handhabung gekennzeichnet ist. Für das Verständnis der Zwangskrankheit bleibt dennoch wichtig, daß die beunruhigenden massiven sadistischen Triebregungen des Patienten richtig eingeschätzt werden. Sie müssen in der Regel aus einer aufwendigen Abwehr erschlossen werden. Gelegentlich treten sie in den primär-prozeßhaften Vorgängen direkt in Erscheinung.

So ließ z. B. Herr K. als 8jähriger im Spiel Bombenteppiche über Dörfer und Städte niedergehen mit der Intention, durch Massenüberschüttung und Rauch- bzw. Dunstentwicklung alles zu ersticken sowie durch Detonation und Zerplatzen der Bomben alles zu zerfetzen und zu zerstückeln. Als Erwachsener hatte er Tagesphantasien, in denen er mit einem schweren Lastwagen rücksichtslos kreuz und quer durch die Gegend fuhr und alles niederwalzte.

Ähnlich war es bei dem Patienten G., der in bestimmten Situationen in maßlose Wutzustände versetzt wurde, die sich ebenfalls in der Traum- und Tagesphantasiewelt in massiven Zerstörungsaktionen, in Ausrotten und Vernichten austobten.

Die Triebimpulse der Zwangskranken sind, was schon bei der Darstellung der speziellen Phänomenologie der Zwangssymptomatik beschrieben wurde, nicht wie beim Hysteriker im vollen Umfang verdrängt und damit insgesamt unbewußt, sondern in bestimmten Anteilen dem bewußten Erleben durchaus zugänglich, auch wenn der Zwangskranke nicht so ohne weiteres bereit ist, sie zu benennen, wofür er aus seiner Sicht gute Gründe hat. Sie zeigen sich im Bewußtsein der Patienten häufig als Triebvorstellungen bzw. Triebgedanken: z. B. jemanden verletzen oder sexuell belästigen zu können, wobei die zu solchen Vorstellungen gehörenden Affekte bzw. Emotionen unbewußt bleiben.

Beispiel: Ein 38jähriger Pfarrer quälte sich mit der Zwangsvorstellung, seinen Pfarrkindern mit einer Pechfackel Kreuze in die Brust einzubrennen. Dabei spürte er keine Aggressionen gegen die „Opfer". Er war vielmehr entsetzt über seine „grausamen Gedanken".

Der Patient Th. hatte Frauen gegenüber die Vorstellung, er könnte sie sexuell belästigt und geschwängert haben. Dabei gab es für ihn kein Begehren, kein Lustgefühl, keine bewegende Emotion – es waren „reine" Vorstellungen bzw. „lästige" Gedanken.

Dieser Mangel wird noch einmal unter dem Aspekt der Ich-Funktion als Abwehrleistung der Isolierung, unter dem entwicklungspsychologischen Aspekt der unzureichenden Förderung des Lusterlebens durch die primären signifikanten Anderen (Beziehungspersonen) sowie unter dem Aspekt der Symptomentstehung zu besprechen sein. Hier sei nur noch angefügt, daß das Fehlen eines zum vollen Triebimpuls gehörenden Affektes dazu beiträgt, daß das verbliebene Triebfragment in Form der isolierten Vorstellung wie ein Fremdkörper innerhalb der Gesamtperson existiert; es entbehrt der emotionalen Matrix; es bleibt statisch, weil es nicht in den rhythmischen Verlauf der Lustregulation einbezogen ist und damit nicht zur Abreaktion, zur Erledigung, zur Befriedigung gebracht werden kann.

In den Fällen, in denen das Zwangssymptom aus Zwangsantrieben bzw. Zwangsimpulsen besteht, ist der bedrohliche archaische Triebcharakter noch unmittelbarer zu erkennen.

Vergleicht man die Triebstruktur des Depressiven mit der des Zwangsneurotikers, so wird man beide als archaisch-sadistisch bezeichnen können. Während jedoch der Depressive vor allem durch Vereinnahmungs- und Einverleibungsimpulse gekennzeichnet ist, geht es beim Zwangsneurotiker insbesondere um zerstörerisch erlebte anal-sadistische Regungen. Hinzu kommt, daß der Depressive seine grausamen sadistischen Impulse vornehmlich gegen sich selbst wendet und so zur Selbstzerstörung neigt, wohingegen beim Zwangsneurotiker die sadistischen Regungen gegen die Objekte gerichtet sind.

2. Über-Ich-Struktur

Ein hervorstechendes Charakteristikum einer Zwangshandlung besteht darin, daß die einmalige Durchführung der Kontrolle, der Überprüfung, der Vergewisserung bzw. der Sauberkeitsprozedur nicht den gewünschten Erfolg der Sicherheit und Beruhigung vermittelnden Gewißheit verschafft, daß mit der kontrollierenden Handlung das anstehende Problem gelöst, die Handlungsaufgabe erfüllt ist. Der Patient zweifelt vielmehr an dem Erfolg seiner Kontrollhandlung. Er bleibt unsicher, muß die Kontrollen viele Male wiederholen, letztlich ohne die gewünschte beruhigende Sicherheit in ausreichendem Maße zu erhalten. Dieser Tatbestand des Zweifelns und der Unsicherheit bezüglich des eigenen Handelns sowie des daraus resultierenden zwanghaften Wiederholenmüssens ist unter verschiedenen Aspekten beschrieben und erklärt worden. Ich werde bei der Diskussion der Ich-Struktur noch einmal ausführlich darauf zu sprechen kommen. Hier gilt es zunächst die Besonderheiten des Über-Ichs zu beschreiben, insoweit sie die Handlungsunsicherheit bzw. den Zwang zur Handlungswiederholung mitbestimmen.

Das Über-Ich gilt als die Instanz, welche die Gebote und Verbote, die das Kind im Verlauf seines Lebens, vor allem in der frühen Kindheit erfahren und internalisiert hat, enthält. Es ist als Niederschlag der elterlichen Moral bezeichnet worden, als Gewissen, das einerseits wacht, beobachtet, droht, verurteilt, bestraft und andererseits gutheißt, lobt, bestätigt, beruhigt. Verfolgt man in den Analysen von Zwangsneurotikern und bei direkten Beobachtungen von Kindern, die Zwangszüge entwickeln (Mahler 1972), die diesbezüglichen frühen im Rahmen der Objektbeziehungen sich abspielenden Sozialisierungsprozesse, so findet man Anhaltspunkte dafür, daß dabei sehr streng, unberechenbar, lieblos, gefühlskalt und grausam mit Verboten und Bestrafungen operiert wurde, gleichzeitig aber ein Mangel an Bejahung, Anerkennung, Bestätigung, positiver Beurteilung und wohlwollender Toleranz vorherrschte. Die lustvollen, ausprobierenden, eigenwilligen Handlungsabläufe, die in der Sicht der außenstehenden Erwachsenen störende, ungesteuerte, wilde, willkürliche motorische Entladungen darstellen, erfahren beim Kind keine ausreichende Bestätigung. Die mächtigen ersten Beziehungspersonen, die signifikanten Anderen, die es an wohlwollender Förderung der motorischen Betätigung beim Kind fehlen lassen, die das Handelnkönnen nicht gutheißen, die dem Kind nicht bestätigen, daß es erfolgreich und richtig handeln kann, verhindern oder erschweren im Kind die Etablierung jener Über-Ich-Funktionen, die die eigenwillige motorische Betätigung positiv beurteilen und die Handlungsvollzüge als erfolgreich und richtig bestätigen.

Beim Zwangsneurotiker fehlt in der Tat eine ausreichend positive Beurteilung des ausprobierenden Handelns. Sein Über-Ich ist dadurch gekennzeichnet, daß es zwar sehr streng, hart, unnachgiebig, grausam, verfolgend, verurteilend, sadistisch ist, jedoch wenig oder gar nicht bestätigt, bejaht, lobt, anerkennt. Es liegt eine mangelnde Kohärenz der Über-Ich-Funktionen vor (Benedetti 1974). Selbst wenn sich der Zwangsneurotiker den strengen Über-Ich-Anforderungen unterwirft, so erfährt er trotzdem kein Lob und keine Bestätigung dafür. Es ist gleichsam so, als ob es dem Über-Ich des Zwangsneurotikers nicht darauf ankommt, daß seine Forderungen tatsächlich erfüllt werden, sondern darauf, verurteilen, unterdrücken, grausam sein zu können. Hier zeigt sich im Verhältnis des Über-Ichs zum handelnden Ich ein Charakteristikum des Zwangsneurotikers, das auch in seinen Objektbeziehungen zu erkennen ist: Liebe tritt in Form von Unterdrückung, in Form von Quälen auf. Die dominierende Form der Beziehung des Über-Ichs zum Ich ist beim Zwangskranken der sadistische Umgang, wie er auch in den Außenbeziehungen vorgefunden wird.

Wenn man bedenkt, daß das Über-Ich die Anforderungen, die einst die ersten signifikanten Anderen an das Kind gestellt haben, enthält, könnte man annehmen, daß die Grausamkeit des zwangsneurotischen Über-Ichs unmittelbar die Grausamkeit der ersten Beziehungsperson widerspiegelt. In der Tat haben viele Untersuchungen ergeben, daß die Zwangsneurotiker häufig unter Verhältnissen aufwachsen, in denen jene Strenge, Rigidität, Lieblosigkeit und willkürliche Unterdrückung eine Rolle spielen, durch die auch ihr eigenes Über-Ich gekennzeichnet ist. Man würde jedoch dem komplizierten Problem der Entwicklung einer Persönlichkeitsstruktur nicht gerecht, wollte man die Bildung des Über-Ichs als direktes Abbild der elterlichen Gebote und Verbote verstehen. Die von Haus aus mitgebrachten ererbten Eigenarten und die noch mangelhafte Strukturierung der vorherrschenden Triebregungen dürfen in ihrer Bedeutung nicht übersehen werden. Das Entwicklungsniveau des zwangsneurotischen Über-Ichs ist, ganz allgemein gesehen, unreif; es entspricht demjenigen der Triebregungen. Die im Zusammenhang mit der Beschreibung der Triebstruktur erwähnte Fixierung des Aggressionspotentials an ein archaisches Entwicklungsniveau wirkt sich auch auf die Gestaltung des Über-Ichs aus. Zwischen dem Über-Ich und dem Es besteht nämlich eine unmittelbare Verbindung. Die Energie zur Verurteilung und Bestrafung bzw. zur Bestätigung und Anerkennung entlehnt das Über-Ich den libidinösen und aggressiven Es-Regungen (Freud 1923). Wenn die aggressiven Triebansprüche diffus-ganzheitlich andrängen, wenn sie aufgrund mangelnder Mischung mit libidinösen Regungen, mangelnder Neutralisierung, mangelnder Sublimierung und mangelnder Realitätsorientierung als lieblos-grausam, als sadistisch erscheinen, so wird auch das Über-Ich durch diese Art von Triebkraft gespeist. Es wird dazu neigen, hart, lieblos und grausam zu reagieren. In der Theoriesprache der Psychoanalyse formuliert: In der Grausamkeit des Über-Ichs schlagen sich die sadistischen Strebungen des Es nieder.

Werden die Triebregungen jedoch im Verlauf eines Sozialisierungsprozesses im Rahmen der Objektbeziehungen über positive Spiegelungen durch Ich-Leistungen wie Wahrnehmung, Erinnerung, Denk- und Handlungserfahrungen differenziert, gemischt, sublimiert bzw. neutralisiert, und können sich diese Ich-Leistungen unter den verläßlichen, kalkulierbaren, berechenbaren, voraussehbaren Anforderungen und Beurteilungen der Erzieher als zuverlässige Umgangsweisen etablieren, so wird auch das Über-Ich in diesem Sinne strukturiert. Das bedeutet, daß es sich nicht willkürlich, grausam, streng und rigide gebärdet, sondern ausgewogen unter konstanter zuverlässiger lobender und tadelnder Einwirkung dem Ich zu reifen Konfliktlösungsmöglichkeiten zu verhelfen vermag.

Der Zwangsneurotiker ist dadurch gekennzeichnet, daß er in sich eine unversöhnliche Konfrontation von starren, strengen, rigorosen Über-Ich-Einstellungen mit willkürlichen, antisozialen Triebregungen erlebt. Es ist so, als ob es zwischen beiden keinen verständnisvollen, vertrauensvollen, versöhnlichen Umgang gäbe. Die Moral des zwangsneurotischen Über-Ichs ist kalt, lieblos, formal, auf Knechtung, auf bedinungslose Unterordnung, auf buchstabengetreue Erfüllung bestehend ausgerichtet. Sie erschwert oder verhindert ein lebendiges sinnvolles Verhalten. Das läßt sich unmittelbar an der Symptomatik ablesen. So stellt z. B. der Ordnungszwang kein vernünftiges, realitätsorientiertes Ordnen dar, sondern einen rein mechanischen Vorgang, der realisiert werden muß, obwohl er nichts mehr mit sinnvoller Ordnung zu tun hat, sich vielmehr rigoros über eine solche hinwegsetzt. In vielen Fällen kann man feststellen, daß die hochgepriesene zwanghafte Korrektheits- bzw. Genauigkeitseinstellung vom Patienten subjektiv-willkürlich eingesetzt wird.

Beispiel: Der 22jährige Patient G. wurde bei einem Vorstellungsgespräch, bei dem über seine Einstellung als Mitarbeiter in einer kirchlichen Institution entschieden werden sollte, vom Leiter dieser Einrichtung gefragt, ob er auch regelmäßig sonntags zur Kirche gehe. Er antwortete darauf: ,,Ich muß gestehen, daß ich nicht dazu komme, regelmäßig sonntags die Messe zu besuchen''. In Wirklichkeit war es so, daß er seit Jahren gar nicht mehr zur Kirche ging. Er lehnte den Kirchenbesuch grundsätzlich ab.

Als wir in der psychoanalytischen Behandlung darüber sprachen, stellte sich der Patient auf den Standpunkt, hier gäbe es kein Problem, er habe sich ganz korrekt, ganz ordentlich und wahrheitsgetreu verhalten.

Die Forderung des Über-Ichs des Zwangsneurotikers an sein Ich, sich blind, kritiklos zu unterwerfen, hat seinen Ausgangspunkt in jener entwicklungsgeschichtlichen Situation, in der das Kind sich bei seinen aufkeimenden Verselbständigungsregungen einer übermächtigen Elternfigur gegenüber sieht, die unter Mißachtung der kindlichen Verselbständigungsregungen auf sklavischen Gehorsam beharrt. (Der Trotz muß gebrochen werden!). Das Über-Ich besteht auf dem Tabu der eigenwilligen Bewirkung, so daß der Zwangsneurotiker sich dem Prinzip nach auf einen Zustand der räumlichen und zeitlichen Stagnation einstellen muß. Die klinische Beobachtung und die Erfahrung in den Behandlungen mit Zwangsneurotikern liefern viele Belege dafür, daß sie in der Manier des Sisyphus dazu neigen, nichts zu verändern und den zeitlichen Fortgang zu negieren.

Es gibt eine bestimmte Form von Zwangskrankheit, deren Symptome eine Selbst-Auflösung zu verhindern haben. Bei ihr läßt sich eine grundlegende Störung der psychischen Struktur feststellen. In solchen Fällen ist die Entwicklung nicht so weit vorangeschritten, daß es zu einer eindeutigen Differenzierung zwischen einem Ich-System und einem Über-Ich-System gekommen wäre. Eine solche Differenzierung stellt aber eine Voraussetzung dafür dar, daß das Ich die Spannungen, die aus den jeweiligen Forderungen des Über-Ichs entstehen, ohne in seiner Existenz bedroht zu werden, aushalten kann. Fehlt diese Differenzierung, kann keine ausreichende Abgrenzung von Über-Ich und Ich-Funktionen ausgemacht werden. Das Ich ist dann vielmehr zum Teil im Über-Ich aufgegangen, hat gleichsam den Kampf um Selbständigkeit aufgegeben. Es lebt in und mit den Über-Ich-Anforderungen. Das hat zur Folge, daß solche Patienten ihre Symptome nicht mehr als ich-dyston erleben, was einschneidende Konsequenzen für die Therapie hat.

Die mangelhafte Ausbildung der Über-Ich-Struktur des Zwangskranken kann auch dazu führen, daß der Patient auf die Realpräsenz einer autoritären Beziehungsperson zurückgreift. In solchen Fällen versuchen Patienten ihre Beziehungspersonen dazu zu bringen, die Rolle des kontrollierenden, verurteilenden und bestrafenden Über-Ichs zu übernehmen. (s. a. Kapitel „Intersubjektaler Aspekt").

3. Ich-Struktur

Das Ich wird als ein System verstanden, dem die Aufgabe zufällt, mit Hilfe verschiedener Funktionen (Empfinden, Fühlen, Wahrnehmen, Erinnern, motorische Aktionen, Denken) sowohl Selbstbestimmung vorzunehmen und eine Selbstabgrenzung aufrechtzuerhalten, als auch zwischen den Triebregungen (Es-System) und den dagegen gerichteten, beurteilenden bzw. verurteilenden Einstellungen (Über-Ich-System) sowie der vorhandenen Realität zu vermitteln. In vielen Zwangssymptomen läßt sich die Vermittlungs- bzw. Konfliktlösungsfunktion des Ichs in der Form einer Kompromißbildung zwischen den Ansprüchen des Es und des Über-Ichs besonders gut erkennen, wobei im Einzelfall entweder mehr dem Es mit seinen Triebregungen Rechnung getragen wird (wie bei einer aggressiven oder sexuellen Zwangsvorstellung) oder mehr den Über-Ich-Anforderungen mit seinen kontrollierenden, verfolgenden Tendenzen (wie bei einem Wasch- oder Kontrollzwang).

a) Handlungsstörung

Die Ich-Struktur des Zwangsneurotikers zeigt besondere Eigenarten, durch die sie sich von denen des Hysterikers bzw. Depressiven unterscheidet. Eine den Zwangsneurotiker kennzeichnende Eigenart liegt in der charakteristischen Handlungsstörung, auf die bereits im Kapitel über das Über-Ich hingewiesen wurde.

Beispiel: Der Patient Th. wurde von der Vorstellung überfallen, von ihm auf die Straße placierte Steine könnten durch ein Auto so umhergeschleudert werden, daß andere Menschen verletzt würden. Er vermochte sich dieser Vorstellung nicht zu erwehren, obwohl er die größten Anstrengungen zu ihrer Ausschaltung unternahm. Er sagte sich, die Wahrscheinlichkeit, daß auf diese Weise ein Unglück passiere, sei äußerst gering, was durch die Unfallstatistik belegt würde. Er machte sich klar, daß er bisher ohne diese quälende Vorstellung gelebt habe und daß seines Wissens die anderen Menschen auch frei davon seien. Aber alle Bemühungen blieben ohne Erfolg. Die Vorstellung drängte sich weiter auf, ängstigte und beunruhigte ihn. Er begann, Straßen nach Steinen abzusuchen und sie zu entfernen. Zwar konnte er so eine gewisse Beruhigung für sich erzielen, ausreichende Sicherung gewann er dadurch jedoch nie. Er wurde weiter von quälenden Zweifeln geplagt: Ob nicht doch ein Unglück passiert ist? Hast du die Straße richtig abgesucht? Hast du den Stein weit genug weggeschleudert?

An dieser Zwangserscheinung läßt sich Folgendes feststellen: Ein psychischer Vorgang tritt auf und läuft gegen den Willen des Patienten ab. Der Patient wehrt sich gegen das Auftreten und Ablaufen des ungewollten psychischen Vorganges. Die Handlung des Sich-Wehrens verschafft jedoch kein Erfolgserlebnis: Der psychische Vorgang setzt sich durch und bewirkt Unruhe.

In solcher Situation erlebt sich der Patient durch das automatische Ablaufen psychischer Vorgänge gezwungen. Dieser psychopathologische Tatbestand hat, wie im Kapitel über die Symptomatik beschrieben wurde, zu der Begriffswahl ,,Zwang" geführt. Es handelt sich dabei um ein subjektives Zwangserleben, das sich aus der Tatsache ergibt, daß der Mensch prinzipiell in der Lage ist, jene beim Zwangskranken zwanghaft ablaufenden Vorgänge durch Willensentschluß zu erledigen bzw. zu beenden. Es ist festzuhalten, daß der Zwangsneurotiker in dieser Erledigungshandlung, in dem Vermögen, mit psychischen Vorgängen nach eigenem Willen umzugehen, ebenfalls gestört ist. Daraus entstammt ein weiteres charakteristisches Erleben. Er kann sich auf das, was er beabsichtigt, was er denken und tun will, nicht verlassen. Der Zwangsneurotiker wird demnach nicht nur beunruhigt durch das, was er nicht will, sondern auch dadurch, daß er sich in dem Vollzug dessen, was er will, nicht sicher ist, wie in dem soeben angeführten Beispiel zur Darstellung gebracht wurde.

Derselbe Patient hatte die Zwangsvorstellung entwickelt, andere Frauen könnten von ihm geschwängert werden. Es war eine isolierte Vorstellung, die, sieht man von der reaktiven Beunruhigung ab, ohne eine der Vorstellung entsprechende

Affektbeteiligung einherzugehen schien. Diese Vorstellung irritierte und befremdete ihn. Er versuchte, sie zu unterdrücken und einfach nicht mehr daran zu denken. Aber sie ließ sich nicht ausschalten. Vielmehr kam das beunruhigende Erleben hinzu, die Vorstellung könne ,,irgendwie" reale Folgen haben. Er wurde besonders vorsichtig und wusch sich zwanghaft die Hände. Die Waschhandlung verschaffte ihm jedoch auch keine ausreichende Beruhigung, da er sich ihres Erfolges nicht sicher war. Er zweifelte, ob er durch sie seine Hände von dem Sperma, mit dem er beim Onanieren oder bei nächtlichen Pollutionen in Berührung gekommen sein konnte, befreit hatte.

Das Erleben ,,ich kann mich auf meine eigenen Handlungen nicht verlassen" stellt ein Charakteristikum des Zwangssymptoms dar. Besonders deutlich zeigt sich diese Unsicherheit in den verschiedenen Formen ausgeprägter Zwangshandlungen (Kontrollzwang, Vergewisserungszwang, Waschzwang, Wiedergutmachungszwang usw.). Für den Patienten heißt es immer wieder: Ist das, was ich erreichen wollte, auch erreicht worden? Ich bin nicht sicher. Ich kann mich nicht darauf verlassen, daß das, was ich will, durch meine Handlung auch erreicht wurde. Und bei den Zwangsvorstellungen und Zwangsgedanken wird er von gleichen Überlegungen gequält: Ist die Vorstellung nicht zur Tat geworden? Ich bin mir nicht sicher, ob die Gedanken und Impulse, die ich nicht realisieren will, sich nicht doch realisiert haben.

Zur Entstehung der Handlungsstörung – Psychogenetischer Exkurs

Freud (1913) hat in seiner Arbeit ,,Die Disposition zur Zwangsneurose" darauf hingewiesen, daß in der Entwicklungszeit der anal-erotischen und sadistischen Organisation (im 2./3. Lj.) Voraussetzungen für den späteren Ausbruch einer Zwangsneurose geschaffen werden können. ,,Unsere Dispositionen sind also Entwicklungshemmungen" schreibt er, wobei er die Fixierung an die anal-erotischen und anal-sadistischen Partialtriebe als disponierendes Moment für die Zwangsneurose ansieht. Von der Fixierung an diese Partialtriebe sind nach Freud eine Reihe von Einstellungen abzuleiten, unter denen das Moment der mangelnden Handlungsfreiheit, z. B. in einer Trotzhaltung oder einer formalistischen Ordentlichkeit, vorherrscht (Freud 1908). Von Abraham (1925) wurde hinzugefügt, daß es Zwangsneurotiker gibt, die jede Art von eigener Initiative ablehnen; er machte zudem darauf aufmerksam, daß diese Aktivitätsbehinderung ebenfalls mit der Verarbeitung analer Triebregungen in Verbindung zu bringen ist.

Schultz-Hencke (1951) hat im Rahmen seiner Neurosentheorie der Entwicklung und Fehlentwicklung des expansiven motorisch-aggressiven Antriebserlebens für die Entstehung einer Zwangsneurose große Bedeutung beigemessen. Diese von ihm genauer beschriebenen Prozesse spielen sich ebenfalls im 2./3. Lj. ab. Im Zusammenhang mit bestimmten Sozialisierungsvorgängen werden die expansiven motorisch-aggressiven Impulse vom späteren Zwangsneurotiker mit Angst besetzt, so daß sie sich nicht ausreichend entfalten können, sondern gebremst bleiben und keinen Anschluß an die weiter reifenden und sich entwickelnden Ich-Funktionen finden, d. h. unzureichend strukturiert werden. In der Phantasie-, Vorstellungs- und Gedankenwelt breitet sich dabei unstrukturierte archaische

Aggressivität aus, die dann, wie noch zu zeigen sein wird, Anlaß zu Gegenmaßnahmen gibt.

Die Hemmung der expansiven motorischen Aggressivität in jener Zeit, in der das Kind aufgrund der physiologischen Reifung die ersten Erfahrungen mit seinen noch ungesteuert andrängenden motorischen Impulsen macht und sie zu strukturieren hat, zieht einschneidende Konsequenzen nach sich. Wenn man hier nicht bei dem einfachen Konzept von Hemmung und Gehemmtheit sich entwickelnder Antriebserlebnisse stehen bleibt, sondern das zum Teil unbewußte Kräftespiel intrapsychischer Konflikte mit Hilfe der Theorie der psychischen Struktur miteinbezieht, erscheint der Gesichtspunkt der Behinderung motorischer Aggressivität für das Verständnis des Auftretens von Zwangssymptomen sehr fruchtbar. Freud (1913) hat davon gesprochen, daß der Zwangsneurotiker unter dem Tabu der Berührung steht. Nach meiner Erfahrung wäre hinzuzufügen, daß in der Zwangsneurose ebenso das Tabu der Bewirkung vorherrscht.

Motorische Aktivität bzw. Aggressivität, auch in ihrer transformierten Form im Bereich des Denkens, ist offensichtlich sehr früh auf derart unangenehme, angstmachende Konsequenzen von seiten der ersten Beziehungspersonen gestoßen, daß eine Wirksamkeit eigener Aggressivität grundsätzlich nicht mehr vom bewußten Erleben akzeptiert werden kann, sondern abgewehrt und geleugnet werden muß.

Weiterhin ist zu bedenken, daß mit dem Auftauchen des motorischen Betätigungsdranges das Kind die Möglichkeit entdeckt, sich selbst und die Dinge um sich herum zu bewegen. Die Fähigkeit, nach eigenem Willen etwas zu bewirken, wird am Vollzug motorisch-aggressiver Regungen erfahren. Das Kind ist dabei von dem Machtgefühl „ich kann allein" zeitweise sehr beherrscht, ein Gefühl, das gleichzeitig Stolz und Selbstbewußtsein vermittelt, wenn es sich im Rahmen einer positiven Objektbeziehung, einer förderlichen Umwelt (Winnicott 1974) entfalten darf. Das bedeutet, daß das Kind von der Umwelt aus der Bindung zu ihr in die freie motorische Bewegungsmöglichkeit entlassen wird und sie nicht als gegen die Umwelt gerichtet erleben muß. Für die innerseelische Situation ist es von größter Wichtigkeit, daß es dem Kind in dieser Phase gelingt, den Ablauf motorisch aggressiver Regungen mit dem eigenen Wollen zu verbinden bzw. am Ablauf der motorisch-aggressiven Regungen sich als frei und eigenwillig Handelnden zu erfahren. Die Fähigkeit, frei und nach eigenem Willen handeln zu können, wird durch die Erfahrung vermittelt, daß das Intendierte, das Gewollte durch den motorisch-aggressiven Vollzug auch tatsächlich zu erreichen ist. Der Erfolg dieser Erfahrung ist ein zweifacher: Einmal wird eigenes Wollen und motorisch-aggressiver Vollzug als integrierte Einheit empfunden, womit sich gleichzeitig die Sicherheit einstellt, auftauchende motorische Impulse willentlich steuern zu können. Zum anderen ist das Erleben, motorisch-aggressive Vollzüge erfolgreich abschließen zu können, von größter Bedeutung. Was jetzt an Impulsen – gleich welchen Inhalts – auftaucht, kann durch eine erfolgreiche Handlung realisiert, kann aber auch im Dienst eines Gegenimpulses durch eine ebenso erfolgreiche Handlung beseitigt werden. Hat sich die eigene freie Willensführung an der motorischen Betätigung bewährt, sind Handlungen als erfolgreiche Vollstrecker eigenen Wollens erfahren worden, hat sich so eine stabile Ich-Funktion etabliert, dann stellt sich das Selbstgefühl ein, „ich kann mich in meinem Handeln auf mich selbst verlassen", ein Selbstgefühl bzw. eine selbstbewertende Einstellung, die der Zwangsneurotiker nicht ausreichend entwickeln konnte. Hinzu kommt, daß bei ihm die zunächst nicht destruktiv gemeinten motorisch-aggressiven Intentionen im Umgang mit der Welt – also auf dem Weg des feed-backs, der Spiegelung durch den anderen – als störend und zerstörend erfahren werden, woraus letztlich die Einstellung resultiert, jegliches Handeln sei gefährlich, eine Einstellung, in der sich ihr Träger eventuell durch Folgeerscheinungen in Form gelegentlicher Wut- und Jähzornsausbrüche bestätigt sieht. Aus all dem resultiert, daß der Zwangsneurotiker handlungsunsicher ist. Schon bei der Einleitung, aber auch während der ganzen Durchführung und beim Handlungsabschluß bleibt er zweifelnd, ob das, was er intendierte, im Handlungsvollzug auch erreicht wird bzw. erreicht wurde.

b) Magisches Erleben

Die Handlungsstörung des Zwangsneurotikers wird auch durch eine jeweils unterschiedlich ausgeprägte magische Einstellung mitbestimmt. Die Intensität und das Ausmaß dessen, was er mit seinen motorischen Aggressionen anrichten könnte, kann magisch ins Überdimensionale verzerrt sein, so daß es zu einer Vorstellung kommt, die ein Patient mit den Worten ausdrückte: ,,Wenn ich wirklich aktiv Einfluß auf die Welt nähme, könnte es zu einer schrecklichen Katastrophe kommen und alles könnte zerstört werden". Solche Ängste werden außerdem dadurch verstärkt, daß die Selbstabgrenzung zur Außenwelt nicht genügend gefestigt ist, so daß angenommen wird, eigene Impulse oder Vorstellungen oder Gedanken können sich unmittelbar auf die Umwelt auswirken.

Die subjektiv erlebte magische Kraft wird aber nicht nur in dem gefürchteten Impuls bzw. in der gefürchteten Vorstellung unterstellt, sondern sie wird auch in bestimmten Bemühungen des Ichs, eine Gefahr zu bannen bzw. den auftauchenden bedrohlichen Triebimpuls mit Beschwörungen ungeschehen zu machen, miteingesetzt. (in klassischer Weise im Fall des Abwehrmechanismus des Ungeschehenmachens).

Wie für die Handlungsstörung kann auch für die magische Erlebensweise der Verlauf der Entwicklung im 2.–3. Lebensjahr herangezogen werden. Während dieser Zeit herrscht normalerweise eine magische Einstellung vor.

Verfolgt man die weitere Entwicklung des Kindes, so läßt sich feststellen, daß die magische Weltorientierung mit Hilfe der motorischen Aggressionen überwunden wird. Die Erfahrung in und mit den motorischen aggressiven Handlungsvollzügen, die Erfahrung, daß man über den handelnden Eingriff in die Realität etwas bewirkt, daß dieses Bewirken aber nicht allein von den subjektiven Vorstellungen, sondern auch von den Gesetzen der Realität bestimmt wird, führt weg von einer magischen und hin zu einer realistischeren Weltorientierung, in der über Handlungen zum ersten Mal die Gesetze von Ursachen und Wirkungen gefunden und akzeptiert werden.

c) Autonomie-Beweisnot

Unter einem für das Verständnis der Problematik der Zwangskrankheit zentralen Gesichtspunkt muß die geschilderte Handlungsunsicherheit als Ausdruck einer gestörten Autonomie beschrieben werden. Der Zwangskranke ist an einen Zustand fixiert, in dem er dagegen sein, opponieren, rebellieren will, ohne es bewußt und offenkundig zu können. Diese unbewußten Oppositionstendenzen dienen der Vergewisserung, autonom zu sein. Mit anderen Worten: Der Zwangsneurotiker ist in seinem Autonomieerleben an die unbewußte Verweigerung gebunden. Er steht dabei in einer Art Autonomie-Beweisnot, durch die er sich gezwungen fühlt, bei jeder passenden und unpassenden Situation zu opponieren.

Dieses Problem wird erst in seinem ganzen Ausmaß verständlich, wenn man berücksichtigt, daß der Zwangsneurotiker nicht nur einen Kampf um Autonomie in Form des Opponierens führt, sondern gleichzeitig sicherstellen muß, daß sein Autonomiebestreben die von ihm benötigte Kommunikation, die von ihm benötigte Objektbeziehung nicht zerstört. Sein Kampf um Autonomie, die an das Opponieren und Rebellieren gebunden ist, kann daher nur verdeckt und für ihn selbst unbewußt geführt werden. Der Patient versteht sich selbst bewußt als überaus angepaßt, korrekt und gesetzestreu. Tritt man zu ihm in Beziehung, wird aber bald deutlich, daß mit dieser Angepaßtheitseinstellung die Tendenz, sich nicht anzupassen, sich nicht korrekt bzw. gesetzestreu zu verhalten, nur mühsam abgewehrt wird. So beobachtet man z. B., daß er Schwierigkeiten im Umgang mit Terminen hat – entweder kommt er ständig zu spät oder er zwingt sich mit äußerster Anstrengung, die den Kampf gegen seine opponierenden Tendenzen erkennen läßt, überaus pünktlich zu sein.

Der Patient K. sagte mir, als wir die Behandlungstermine vereinbaren wollten: Sagen Sie, wann ich kommen soll, ich kann mich ganz nach Ihnen richten, ich komme zu *jeder Tages- und Nachtzeit*. Als ich ihm dann Vorschläge machte, konnte er „zufällig" alle zunächst vorgeschlagenen Termine nicht wahrnehmen. Es dauerte einige Zeit, bis wir passende Stunden gefunden hatten, wobei er immer wieder bei einem Vorschlag von mir erst einmal fragte, ob es nicht zu einer anderen Zeit gehe.

Damit soll gesagt werden, daß der Zwangsneurotiker keine ausgereifte autonome Einstellung besitzt, mit der er sich im Rahmen der Gesellschaft bewegen könnte, ohne die von der Gesellschaft und der Realität notwendigerweise gesetzten Begrenzungen als Gefährdung bzw. Zerstörung seiner Autonomie erleben zu müssen. Er befindet sich in einem steten Ringen um die Aufrechterhaltung seiner Autonomie, wobei er im Umgang mit der Umwelt ständig neue Beweise benötigt, um sich ihrer zu vergewissern.

Fortsetzung des psychogenetischen Exkurses

In Bezug auf diese Konstellation der Autonomie-Beweisnot kann gesagt werden, daß der Zwangsneurotiker an einem Ich-Entwicklungszustand fixiert geblieben ist, der wiederum aus dem 2./3. Lj. stammt. In dieser Zeit, die auch als beginnende Trotzphase bezeichnet wird, geht es darum, daß im Zusammenhang mit der oben beschriebenen Entfaltung der motorischen Aggression Autonomie im Handeln erworben wird. Dies geschieht in Auseinandersetzung mit den Beziehungspersonen, die erste soziale Leistungen fordern. Dabei spielt die Sauberkeitserziehung eine beherrschende Rolle.

Seit den ersten Berichten von Freud (1913), Jones (1919) und Abraham (1925) ist die Bedeutung der Sauberkeitserziehung bzw. der analen Vorgänge für die Entstehung der Zwangsneurose durch zahlreiche Arbeiten belegt worden. Zwar stand zunächst vor allem die Erforschung der Schicksale der anal-libidinösen Triebansprüche im Vordergrund, dennoch ist das Problem der durch die Sauberkeitserziehung aktualisierten Entwicklung der Fähigkeit, nach eigenem Willen selbstbestimmend, also autonom handeln zu können, sehr früh angesprochen worden. So hatte schon Abraham darauf hingewiesen, daß Kinder unter dem von den Erziehern ausgehenden Zwang, die Exkretionsleistung in einer zeitlich festgelegten Reihenfolge zu vollbringen, entweder gefügig und folgsam werden oder trotzig im Verborgenen am primitiven Selbstbestimmungsrecht festhalten.

Mit der Entwicklung der willentlichen Beherrschung des muskulären Systems, einschließlich des sphinkter ani, gerät das Kind in eine bewußtere Auseinandersetzung mit der Umwelt. Es registriert einerseits die Forderung der Umwelt, von der es sich abhängig fühlt, sich in seinen analen Betätigungen gefügig anzupassen, spürt andererseits aber auch die Möglichkeit, sich mit seinen analen Umgangsweisen gegen die Forderung der Umwelt zu widersetzen. Es kann sich zum Ärger der Umwelt durch Innervation des sphinkter ani verschließen, kann verweigern, kann zurückhalten. Daraus wird ein Autonomiekonflikt, weil das Kind sich zu dieser Zeit bereits ansatzweise als abgegrenztes einheitliches Selbst erfahren hat. Der Kampf gegen die anderen stellt ein Ringen um Erhalt der einmal erreichten Selbstabgrenzung dar.

Mahler (1972) hat diesen Entwicklungsabschnitt unter der Bezeichnung „Wiederannäherungsphase" eingehend beschrieben. Dabei entscheidet sich, ob es dem Kind gelingt, sich unter Zuhilfenahme der Mutter mit dem „freien Fortbewegen" zu identifizieren. Die Entfaltung der Sicherheit im eigenständigen autonomen Handeln stellt einen Individuationsvorgang dar, der gleichzeitig die Loslösung von der ersten wichtigen Beziehungsperson impliziert. Das selbständige Handeln, die Verselbständigungsschritte und die damit einhergehende Lösung von der Mutter können nur mit deren Hilfe gelingen. Duldung, Bejahung, positive Beurteilung, lobende Gutheißung, Bestätigung und realitätsorientierte Lenkung des Kindes in seinen zunächst ungesteuerten lustvollen spontanen motorischen Vollzügen durch die Mutter bzw. deren Stellvertreter wirken sich sowohl, wie oben beschrieben, auf die Strukturierung des Über-Ichs aus, als auch auf die Gestaltung der Ich-Funktionen, auf die Fähigkeit zum eigenwilligen sicheren Handeln.

Die Entdeckung der Möglichkeit, nach eigenem Willen gegen die Umwelt, gegen die Erzieher „autonom" zu handeln, bringt das Kind nicht nur deshalb in große Schwierigkeit, weil die Autonomie die Aufgabe einer bis dahin sicherheitvermittelnden Objektbeziehung (symbiotischer Art) mit sich bringt, ohne daß die Möglichkeit, Sicherheit in einer reiferen intersubjektalen Beziehung zu erhalten, schon erfahren worden wäre, sondern auch wegen der oben beschriebenen „magischen Weltorientierung", aufgrund derer die Eigenwilligkeit im Opponieren, im

Sich-Verweigern einen bösen Einfluß auf die Umwelt haben kann. Das Kind erfährt außerdem, daß seine „Bockigkeit" die Umwelt zu sadistischen Gegenreaktionen veranlaßt. Das führt dazu, daß nur noch heimlich, verborgen, latent aufbegehrt wird.

Der Zwangsneurotiker befindet sich in einem groben Ambivalenzkonflikt zwischen der Tendenz, sich zu fügen und der Tendenz, aufzubegehren, zu opponieren, wodurch er sich selbst paralysiert. Das zeigt sich unmittelbar an der Entstehung und Perpetuierung der Zwangshandlungen. Sie bleiben unwirksam, weil es in ihnen zu einem Handlungsablauf kommt, der nicht in freier Willensführung, nicht autonom vollzogen wird. Das Autonomiebedürfnis bleibt latent als ständige Gegentendenz gegen das „gehorsame Symptomhandeln" wirksam und inhibiert so einen erfolgreichen Handlungsablauf.

Zusammenfassend läßt sich über die Handlungsstörung und das Autonomieproblem des Zwangsneurotikers Folgendes sagen:

1. Handlungen können nicht als freigeführte erfolgreiche Vollstrecker von Triebansprüchen angesehen werden.
2. Der Zwangsneurotiker kann sich auf sein Handeln nicht verlassen. Die freie Willensführung ist nicht mit motorischen Handlungsvollzügen integriert.
3. Ein Handlungserfolg ist verboten, weil er gegen das Tabu der Bewirkung verstößt, weil Aggression mit Zerstörung gleichgesetzt wird.
4. Es besteht eine grobe Ambivalenz zwischen der Tendenz, sich zu unterwerfen und der Tendenz, zu rebellieren, eine Ambivalenz, die in konträren motorischen Handlungsansätzen in Erscheinung tritt und den Handlungsvollzug paralysiert.
5. Der Zwangskranke befindet sich in einer Autonomiebeweisnot. Obwohl er sich in seiner bewußten Einstellung fügt und aus Objektbeziehungsbedürftigkeit unterwirft, erlebt er jedes sich Fügen als eine Zerstörung seiner Autonomie, so daß er unbewußt bei jeder passenden und unpassenden Gelegenheit rebellieren und sich widersetzen muß, um damit seine Autonomie unter Beweis zu stellen.
6. Handlungen werden wegen der vermeintlichen magischen Kraft sehr gefürchtet.

d) Abwehrmechanismen

Während bisher von der Handlungsstörung und der Autonomiebeweisnot die Rede war, soll im Folgenden dargestellt werden, mit welchen Mitteln und in welcher Weise das Ich des Zwangsneurotiker Konflikte zu bewältigen versucht. Es geht um die Frage, welcher Abwehrmechanismen sich der Zwangsneurotiker bedient.

Wenn man dem ursprünglichen psychoanalytischen Konzept von der Entstehung der Zwangsneurose folgt, müßte man den Erörterungen über die Handlungsstörung und über die Autonomieunsicherheit vorausschicken, daß die Pathogenese des Zwangsneurotikers zwar mit einem ödipal-genitalen Trieb-Abwehr-Konflikt beginnt, der aber nicht wie bei der Hysterie allein mit Hilfe der Verdrängung erledigt werden kann, sondern darüber hinaus durch den Abwehrmechanismus der Regression eine Verlagerung auf die anale Organisationsstufe erfährt. Im Sinne dieser Theorie führt die Regression zu einer Wiederkehr bzw. Wiederbelebung anal-erotischer und anal-sadistischer Triebregungen, die ihrerseits Angst machen und nun weitere Abwehrmechanismen auf den Plan rufen, woraus ein Trieb-Abwehr-Kampf entsteht, dessen Kompromißlösung sich u. a. in der oben skizzierten Handlungsstörung und Autonomieunsicherheit manifestiert.

Über den Stellenwert der Regression bei der Entstehung einer Zwangsneurose finden sich eingehendere Ausführungen im Kapitel über die Entstehung und den Aufbau des Zwangssymptoms. Hier sei im Zusammenhang mit der Darstellung der in der Zwangsneurose eingesetzten Abwehrmechanismen die Regression lediglich erwähnt und hinzugefügt, daß ihre Überbewertung eine gebührende Berücksichtigung des Schicksals der Entwicklungsbehinderung während der anal-sadistischen Organisation und der sich daraus ergebenden prägenitalen Persönlichkeitsstrukturierungen erschwert hat.

Wie auch immer im Einzelfall das pathogene Geschehen beim Zwangsneurotiker zustandekommt – ob es von einer ödipal-genitalen Auseinandersetzung ausgeht und via Regression umgestaltet wird oder von vornherein ein anal-erotisches bzw. anal-sadistisches ist –, der für die Bildung der Zwangsneurose unmittelbar verantwortliche Konflikt entstammt der analen Organisation. Daraus sind nicht nur die Triebinhalte, sondern auch die charakteristischen Abwehrmechanismen, die in der Zwangsneurose zum Einsatz kommen, zu erklären.

Es wurde bereits erwähnt, daß der Zwangsneurotiker im Gegensatz zum Hysteriker die abzuwehrenden psychischen Vorgänge nicht total verdrängt und damit der vollständigen Amnesie unterwirft, sondern eine Teilverdrängung vornimmt, die als Isolierung beschrieben wird.

Man kann beim Zwangsneurotiker zunächst einmal zwei Arten der Isolierung unterscheiden. Die eine besteht darin, daß die Zwangsvorstellung aus einem zusammenhängenden sinnvollen Erlebensablauf herausgerissen worden ist und so zusammenhanglos-isliert dasteht, die andere darin, daß ein Impuls von seinem Affekt entkleidet wurde, und so ausschließlich als ,,nackte'' isolierte Vorstellung ins Bewußtsein tritt.

Zur Illustration sei auf den Patienten K.[1] hingewiesen, der unter der Zwangsvorstellung litt, er könnte ein Auto in den Straßengraben befördert und dadurch beschädigt haben, und in Reaktion darauf komplizierte Kontrollen beim Überqueren der Straßen zwanghaft durchführen mußte. Wie viele andere Patienten hatte auch er lange gezögert, mir die Zwangsvorstellung mitzuteilen, sondern zunächst lediglich von den kontrollierenden Zwangshandlungen gesprochen. Ihm erschien die Zwangsvorstellung als unsinnig. Er versuchte, sich von ihr zu distanzieren. Was sich im Verlauf der Analyse als Zusammenhang herausstellte, läßt sich vom Erleben des Patienten her etwa so beschreiben: Ich bin von jeher zu kurz gekommen; andere dagegen sind reich; ich beneide sie; Anzeichen des Reichtums ist für mich aufgrund meiner Erfahrung besonders der Besitz eines Kraftfahrzeuges; ich möchte selbst ein Kraftfahrzeug besitzen; aber ich habe lernen müssen, bescheiden zu sein; daß ich aber leer ausgehe, macht mich rasend; wenn ich schon selbst nichts besitze, soll der andere aber auch nichts haben; gleiches Recht für alle; ich habe eine solche Wut über die Autobesitzer, daß ich bei der nächsten besten Gelegenheit das nächste beste Auto zusammenschlagen könnte.

---

[1] Eingehende Falldarstellung auf S. 44.

So etwa lautete der – zum größten Teil unbewußte – Erlebniszusammenhang, der nur verständlich wird, wenn man die persönliche Entwicklungsgeschichte des Patienten berücksichtigt. Worauf es hier ankommt ist Folgendes: Aus einem sinnvollen Erlebniszusammenhang wurde die Vorstellung, ein Auto in den Straßengraben befördert zu haben, herausgerissen, so daß ein isoliertes Teilstück übrigblieb, dessen affektiver Gesamthintergrund dem Patienten nicht bewußt war.[1] Das aus dem gesamten Erlebniszusammenhang herausgerissene Teilstück war zudem durch die Isolierung der Vorstellung vom Affekt für den Patienten nicht mehr als destruktiver Impuls erkennbar.

Diese zweite Art der Isolierung, die darin besteht, daß der Triebimpuls vom Affekt entkleidet ist und gleichsam nur noch als reine Vorstellung bewußt bleibt, ist eine der charakteristischsten, in der Literatur immer wieder an erster Stelle aufgeführten Abwehrmechanismen des Zwangsneurotikers. Sie wird vor allem für den Aufbau der *Zwangsvorstellung* verantwortlich gemacht. Der Außenstehende, der wenig Erfahrung mit Zwangskranken hat, kann oft nicht begreifen, daß dem Patienten Zwangsvorstellungen, die maßlose Zerstörung beinhalten, tatsächlich bewußt sind. Der Zwangskranke kann vor sich selbst jedoch mit der Feststellung bestehen, daß er nichts fühlt und nichts spürt, was dieser Vorstellung adäquat wäre, und daß diese mit seinen Wünschen und mit seinem Wollen absolut nichts zu tun hat.

Ein Beispiel: Die Patientin Be. litt unter der bei ihr Entsetzen hervorrufenden Zwangsvorstellung, sie drücke mit den Händen den Hals ihres neugeborenen Kindes zu. Diese Vorstellung war, sieht man von dem reaktiven Entsetzen ab, so weit von einer emotionalen Beteiligung gereinigt, daß Frau Be. aus ihrer bewußten Einstellung heraus mit Überzeugung sagen konnte, sie habe keine aggressiven Gefühle dem Kind gegenüber. Mit der Isolierung hatte sie versucht, den zerstörerischen Triebimpuls so weit abzuwehren, daß sie sich selbst nicht mehr als dessen Initiatorin begreifen mußte, sondern dem von Affekt entkleideten Triebrest, der Vorstellung, unschuldig bzw. schuldlos gegenüberstehen konnte.

In der Regel reicht die Isolierung der Zwangsvorstellung vom Affekt allein nicht aus, um eine stabile Abwehr zu erzielen. Die Patienten bleiben beunruhigt. Sie müssen den Abwehrkampf auch gegen die Zwangsvorstellung weiterführen, weil mit ihrem Auftauchen der mühsam abgewiesene emotionale Triebanteil nachzudrängen droht. Sie versuchen deshalb, die Isolierung weiterzutreiben, indem sie die Vorstellung erst gar nicht zur Kenntnis nehmen. Sie wehren sich dagegen, sich den Vorstellungsinhalt genauer anzusehen. Dementsprechend vermeiden sie auch oft in der Therapie davon zu sprechen.

Die von mir behandelte Patientin S. konnte mir erst nach vielen Behandlungsstunden die Zwangsvorstellung mitteilen, Männer würden mit der Nase ihren After berühren, eine Vorstellung, durch die sie gezwungen wurde, jedesmal unmittelbar bevor sie zu mir zur Analyse kam, ein Sitzbad zu nehmen und eine äußerst sorgfältige Sauberkeitsprozedur durchzuführen, die durch mehrfache Überprüfung abgesichert werden mußte. Die Schwierigkeit, mir die Zwangsvorstellung mitzuteilen, lag zunächst einmal darin, daß sich die Patientin bei dieser Vorstellung sehr

---

[1] Auf S. 53 sind weitere Aspekte des unbewußten Erlebniszusammenhanges beschrieben.

schämte und sie als völlig absurd verurteilte. Ihre Abwehr gegen die Mitteilung war aber auch darin begründet, daß sie ihrer Vorstellung magische Kraft zumaß. Sie meinte, wenn sie davon sprechen würde, geriete ich in eine Erregung, die ich vielleicht nicht mehr beherrschen könnte. Das Gefährliche dürfe nicht genau angesehen und nicht beim Namen genannt werden. Im Verlauf der Analyse stellte sich heraus, daß sie beim Auftauchen ihrer analen Vorstellungen einen Juckreiz am After verspürte, der mit den Gedanken verbunden war, wenn sie davon spräche, könnte ich annehmen, sie wollte, daß ich diesen Juckreiz stillen sollte. Hier zeigte sich, daß der durch die Isolierung abgewehrte emotionale Anteil des Triebanspruches sich wieder mit der isolierten Vorstellung verbinden wollte und damit die Gefahr anstieg, daß die Distanzierung vom willentlichen Handlungsvollzug verloren ging.

Die Tendenz zur Isolierung bzw. zum Auseinanderhalten hat beim Zwangskranken offensichtlich eine fundamentale Bedeutung. Sie wirkt sich im bewußten Erleben auch darin aus, daß die Aufmerksamkeit von der Vorstellung abgehalten wird.

Ähnliches läßt sich von der oben beschriebenen Handlungsstörung sagen, bei der der Patient bemüht ist, Handlungsablauf und freie Willensführung ebenfalls nicht zusammenkommen zu lassen, sondern voneinander zu isolieren.

Auch der Abwehrmechanismus der ,,Verschiebung auf ein Kleinstes'' ist als eine Variation des Isolierungsvorganges zu verstehen.

Die Tendenz zur Isolierung, zur Zerkleinerung, zum Auseinandernehmen und Getrennthalten bestimmt im weiten Ausmaß das Verhalten des Zwangspatienten. Sie steht im Gegensatz zur synthetischen Funktion, die auf Verbindung und Integration ausgerichtet ist.

Unter entwicklungspsychologischen Gesichtspunkten kann die Tendenz zum Zerkleinern, zum Auseinandernehmen, zum Getrennthalten und zum Isolieren aus einer Fixierung an jene Phase verstanden werden, in der das Zerlegen zur Beherrschung der Umwelt eingeübt wird. Es fehlt die bei einer positiven Weiterentwicklung zur Entfaltung kommende konstruktive Phantasiefähigkeit, die aus den isolierten Einzelteilen ein zusammenhängendes Ganzes zu machen in der Lage ist.

Andererseits steckt in der Tendenz zur Isolierung auch ein Selbsterhaltungs- und Selbstbehauptungsbemühen, insofern mit ihr um eine einmal erfahrene Abgrenzung vom anderen, eine einmal erfahrene Individuation gekämpft wird.

Dem Versuch des Zwangsneurotikers, durch Distanzierung bzw. Fernhalten der Aufmerksamkeit von der Zwangsvorstellung das mit der Affektisolierung unternommene Abwehrbemühen zu verstärken, gesellen sich andere hinzu. Triebansprüche können auch mit Reaktionsbildungen abgewehrt werden. Reaktionsbildungen sind Einstellungen bzw. Verhaltensweisen, die in direktem Gegensatz zu dem nach Realisierung drängenden Triebimpuls stehen. So kann eine betonte Zärtlichkeitszuwendung Feindseligkeitsimpulse unterdrücken und eine Einstellung von Ordentlichkeit und Sauberkeit Triebansprüche abwehren, die danach streben, Unordnung und Schmutz zu bewirken.

Beim Zwangsneurotiker erscheinen solche Reaktionsbildungen meist in der Form von dauerhaften Charakterzügen (s. a. Kap. über Zwangscharakter). ,,Die Person, die Reaktionsbildungen aufgebaut hat, entwickelt nicht Abwehrmechanismen, die sie im Fall einer drohenden Triebgefahr anwendet, sie hat ihre Persönlichkeitsstruktur verändert, als ob diese Gefahr ständig bestünde und sie, wenn immer diese Gefahr eintritt, bereit sei" (Fernichel 1945).

Die Übertreibung der charakterlichen Einstellungen einerseits und die gelegentlichen Durchbrüche von Triebansprüchen, die diesen Einstellungen widersprechen, andererseits, lassen erkennen, daß es sich dabei um Reaktionsbildungen handelt.

Die durch die Reaktionsbildung abgewehrten Triebansprüche findet man nicht selten in primärprozeßhaften Vorgängen (Träume, Tagesphantasien usw.) wieder.

Bei dem von mir behandelten Patienten Se., der in seiner bewußten Einstellung die Friedfertigkeit in Person war und wegen seiner Güte und liebevollen Geduld von seinen Mitmenschen sehr geschätzt wurde, kamen in den Träumen ganz konträre Tendenzen zum Vorschein. Er träumte z. B., er gehe durch ein Blumenfeld und schlage mit einem Stock reihenweise die Blüten, die aus Köpfen seiner Mitmenschen bestanden, ab.

Der Patient K., der außerordentlich sauber und penibel war und an ausgeprägten Sauberkeits- und Reinigungszwängen litt, träumte wiederholt davon, daß er andere Menschen und sich selbst mit Kot beschmierte und sich dabei über den Protest der anderen amüsierte.

Bei der Reaktionsbildung läßt sich der nie zur Erledigung zu bringende Kampf zwischen Impuls und Abwehr besonders eindrucksvoll daran erkennen, daß im Verlauf einer Zwangskrankheit das zunächst Abgewehrte immer deutlicher wieder in Erscheinung treten kann, wie folgendes Beispiel zeigt:

Der Patient C., dessen Krankheit mit einem Ordnungs- und Säuberungszwang, der ihn die ganze Nacht über in Anspruch nahm, begonnen hatte, zog sich nach und nach immer mehr von der Außenwelt zurück und lebte zuletzt nur noch der Kontrolle seines An- und Ausziehens. Gegen 11.00 Uhr begann er damit, sich unter ständigen Kontrollhandlungen anzuziehen, womit er bis gegen 18.00 Uhr am Abend beschäftigt war. Dann aß er zu Abend – die einzige Mahlzeit am Tage. Anschließend begann er, wieder unter ständigen Kontrollhandlungen, sich auszuziehen. Diese Prozedur wurde erst gegen Morgen, wenn er vor Müdigkeit einschlief, beendet. In seinem Schlafzimmer durfte nicht geputzt werden. Er wusch sich nicht mehr, benutzte einen Nachttopf, den seine Frau entleeren mußte. Die Fenster durften nicht geöffnet werden. So entstand aus dem Ordnungs- und Reinigungszwang seiner Kleidung eine extreme Unordnung und Verschmutzung in seiner unmittelbaren Umgebung, in der es so widerlich roch, daß seine Kinder ihn nicht mehr in seinem Schlafzimmer aufsuchten.

Aus diesem Beispiel kann zudem noch einmal die Leistung der Isolierung in der Zwangskrankheit ersehen werden. Es war so, als ob das Ordnungs- und Sauberkeitsverhalten beim An- und Ausziehen völlig isoliert vom übrigen Verhalten und vom übrigen Lebensraum ablief. Es hatte keine Verbindung, keine Berührung damit, daß sein Körper ganz verschmutzt war und in seiner unmittelbaren Umgebung des Schlafzimmers völlige Unordnung herrschte.

Eine für die Zwangsneurose besonders typische Abwehrform ist das Ungeschehenmachen, ein Abwehrmechanismus, dessen magischer Charakter offensichtlich ist. Das Magische bzw. Irrationale dieses Abwehrmechanismus besteht darin, mit einer vermeintlich irrationalen Kraft etwas, was geschehen ist, aber nicht geschehen darf, oder was geschehen könnte, aber nicht geschehen sollte, auszulöschen bzw. ungeschehen zu machen. Dieser Abwehrmechanismus ist in vielen Zwangshandlungen mehr oder weniger deutlich wirksam.

Die Patientin S. hatte das Ungeschehenmachen zu einer charakteristischen Zwangshandlung formiert. Sie stand unter der Zwangsvorstellung, bei ihrer Tätigkeit als Sekretärin obszöne Worte in den Text eingefügt zu haben. Obwohl sie den Text mehrmals zwanghaft abgesucht und niemals ein obszönes Wort gefunden hatte, war sie sich ihrer Überprüfung nicht sicher. Die möglicherweise doch vollzogene Niederschrift eines obszönen Wortes löschte sie aus bzw. machte sie ungeschehen, indem sie mit einem Stift in der Luft unmittelbar über dem Papier Zeile für Zeile überstrich. Damit war für sie in magischer Weise die mögliche böse Tat aus der Welt geschafft.

Der Abwehrmechanismus des Ungeschehenmachens richtete sich also auf eine vermeintliche Tat, die ausgelöscht werden soll unter der Vorstellung, man könnte die Vergangenheit aufheben bzw. sie in der Gegenwart neu zur Disposition stellen. Er wird vor allem zur Beschwichtigung vielfach anklingender Schuldgefühle eingesetzt.

Hier sei noch einmal darauf hingewiesen, daß die magische Denk- und Handlungsweise keinesweges auf das Erleben der Zwangskranken beschränkt ist. Sie spielt bei primitiven Völkern und bei Kindern eine große Rolle. Auch im Erwachsenenleben der zivilisierten Menschen nimmt sie einen breiten Raum ein. Dabei scheint oft anders als bei primitiven Völkern, bei denen die Gefahr nicht beim Namen genannt werden darf, das Aussprechen einer Gefahr gerade die bannende Wirkung zu erzielen, wie z. B. bei der Redensart „Hals- und Beinbruch" oder „Mast- und Schotbruch".

Der Zwangsneurotiker neigt dazu, zu rationalisieren und intellektualisieren. Man kann diese Abwehrbemühungen im Zusammenhang mit der Handlungsstörung, der Isolierung und dem magischen Denken sehen. Durch die Handlungsstörung und die Isolierung der Vorstellung vom Affekt ist der Weg zu einer Überwucherung von Denkvorgängen, wie die der Rationalisierung und Intellektualisierung, vorgebahnt. Die Fixierung an eine magische Denkweise macht die Intellektualisierung als Gegenreaktion durch Überkompensation mit Hilfe der vorhandenen intellektuellen Möglichkeiten nötig.

e) Vorstellung und Denken

Die Zwangsneurose wurde von Anfang an durch die Besonderheiten von Vorstellungs- und Denkvorgängen definiert. In den vorangehenden Kapiteln bin ich wiederholt auf bestimmte Vorstellungs- und Denkeigenarten des Zwangsneurotikers zu sprechen gekommen, vor allem bei der Darstellung der Symptomatik, der Handlungsstruktur, der magischen Einstellung und der Abwehrmechanismen. Hier sollen die Besonderheiten noch einmal im Zusammenhang diskutiert werden. Dabei muß vorweg gesagt werden, daß zwischen dem äußeren Vorgang der Handlung und den inneren Vorgängen der Vorstellung und des Denkens eine strukturelle Beziehung besteht. Verfolgt man die Entwicklung des Kindes in diesem Bereich, so läßt sich Folgendes feststellen: Wenn das Kind aufgrund der herangereiften Motorik sich zu bewegen beginnt und in das Stadium der motorisch handelnden

Weltbewältigung eintritt, hat es wichtige Erfahrungen mit der Realität zu machen. Die Vorstellungs- und Gedankenwelt hat zunächst magisch-animistischen Charakter. Es besteht noch keine ausreichende Erfahrung darüber, was innen und außen ist, und der Zusammenhang zwischen Ursache und Wirkung ist noch nicht erfaßt. So werden Vorstellungen bzw. Gedanken mit äußeren Geschehnissen in eine Verbindung gebracht, die real nicht besteht. Es herrscht eine Einstellung vor, die ein Patient Freuds als die der ,,Allmacht der Gedanken" beschrieben hat. Die Fortdauer dieser Einstellung beim Zwangspatienten läßt sich damit erklären, daß bei ihm keine ausreichende handelnde Weltbewältigung bzw. keine ausreichende Entfaltung der motorisch-aggressiven Handlungsvollzüge stattgefunden hat, mit deren Hilfe normalerweise die magische Weltorientierung (s. dort) überwunden wird und einer realistischeren Platz macht.

Freud hat davon gesprochen, daß das Denken als eine Probehandlung verstanden werden kann bzw. ein Handeln mit kleinen Energiemengen darstellt. Diese Formulierung weist auf den strukturellen Zusammenhang zwischen Denken und Handeln hin. Fragt man sich, wie die erwähnte Überwindung der Phase des magischen Denkens mit Hilfe der handelnden Weltbewältigung im einzelnen vollzogen wird, dann wird man u. a. sagen können, daß die Erfahrungen im Handeln über die Realität orientieren und so die Modelle für die logische denkerische Tätigkeit abgeben. Daß die Vorgänge des Handelns die Kategorien der denkerischen Tätigkeit schaffen, zeigt sich an der Übernahme von Begriffen aus dem motorischen ins denkerische Handeln, wie Begreifen, Erfassen, Verknüpfen, Verbinden etc. Dabei ist ein zweiter Gesichtspunkt zu beachten, auf den Dührssen (1954) mit dem Hinweis aufmerksam gemacht hat, daß beim Zwangsneurotiker kein Primat der freigesteuerten Erlebnisvollzüge vorhanden ist, daß er seinen Vorstellungs- und Gedankenstrom nicht mit dem Gefühl subjektiver Freiheit aktiv zu steuern vermag, daß er zu keiner eigenwilligen Gedankenführung kommt. Dieses Gefühl subjektiver Freiheit wird gerade in den motorisch-aggressiven Vollzügen erfahren. Das Probieren und Versuchen im Erfassen, Begreifen, Hinausschieben, Heranziehen usw. läßt das Kind sich selbst als freien Akteur erleben und entwickelt die Fähigkeit freiheitlichen, eigenwilligen Tätigseins mit dem entsprechenden subjektiven Gefühl der Autonomie, wie ich es im einzelnen im Kapitel über die Handlungsstörung beschrieben habe. Was sich so beim Kind handelnd abgespielt hat, findet im Denk- und Vorstellungsbereich einen Niederschlag. So kann z. B. die Schwierigkeit eines Patienten, nicht bis zu Ende denken zu können, sondern auf der Stelle treten zu müssen, als Relikt einer grundsätzlichen Behinderung der motorisch-aggressiven Impulse, als Ausfall der Erfahrung, einen Handlungsimpuls erfolgreich realisiert zu haben, angesehen werden. Der Zwangsneurotiker vermag den Raum der gedanklichen Möglichkeiten nicht frei zu durchschreiten, wie er früher nicht dazu gekommen ist, seinen Lebensraum motorisch handelnd frei zu durchmessen. Wie der Zwangsneurotiker im Außenverhältnis handlungsunsicher ist bzw. Konflikte nicht mit Handlungen erfolgreich erledigen kann, so ist er auch auf der innerseelischen Bühne nicht in der Lage, durch denkerisches Handeln einen intrapsychischen Konflikt erfolgreich zu lösen.

Die charakteristische Vorstellungs- und Denkweise des Zwangsneurotikers läßt sich durch die Fixierung an die frühkindliche Entwicklungsphase verstehen, in der noch physiologischerweise magische Verhältnisse vorherrschen und das

Gefühl subjektiver Freiheit im autonomen Handeln noch nicht vorhanden ist. Die affektiv-emotionalen Anteile fehlen sowohl bei den Vorstellungen und Gedanken als auch beim handelnden denkerischen Umgang, so daß es zu keiner lustvollen Erledigung der Vorstellung kommen kann. Statt dessen wird das denkerische Handeln sowohl gegen die vom Affekt isolierten, jedoch magisch gestützten Vorstellungen, als auch gegen ihre Realisierung im Motorischen hypertrophierend eingesetzt. Der Hiatus (Gehlen 1955) zwischen Triebanspruch und Triebrealisierung, der beim Hysteriker in seiner propulsiven unbedachten Handlungsweise fast ganz ausfällt, ist beim Zwangsneurotiker zu einem unüberwindbaren Graben geworden. Denken, Bedenken, Abwägen, Überprüfen, Grübeln und Zaudern halten ihn vom Handeln ab. ,,So macht Bewußtsein Feige aus uns allen'' (Hamlet, Shakespeare).

Die charakteristische Hypertrophie kognitiver Vorgänge beim Zwangsneurotiker ist somit psychodynamisch verständlich. Das schließt jedoch nicht aus, daß angeborene Faktoren dabei ebenfalls eine Rolle spielen. Es ist übereinstimmend berichtet worden, daß Zwangsneurotiker ein überdurchschnittlich gutes Intelligenzniveau aufweisen. Man kann darin einen konstitutionellen Faktor erblicken, der dazu beiträgt, daß der Zwangsneurotiker sich aus psychodynamischen Gründen, nämlich zur Abwehr der angstmachenden motorischen Handlungsimpulse in die Gedankenwelt zurückzieht und zur Rationalisierung und Intellektualisierung greift. Bei meinen klinischen Erfahrungen habe ich wiederholt festgestellt, daß zumindest einer der Eltern die verbale Äußerungsform der Patienten sehr früh intensiv angeregt hat, so daß sie früh sprechen gelernt haben. Es wäre denkbar, daß auf diese Weise eine theoretische Begriffsbildungstätigkeit und eine gedankliche Umgangsart entstehen, die sich jedoch aufgrund einer zu frühen isolierten Förderung negativ auswirkt, das heißt, nicht von den für eine freie denkerische Tätigkeit notwendigen affektiv emotionalen Vorerfahrungen im motorisch-aggressiven Handlungsbereich aufgebaut wird.

Ich erwähne in diesem Zusammenhang eine bereits 1927 durchgeführte experimentelle psychologische Studie (Zeigarnik 1927), die belegt, daß ein Mangel an motorischer Entfaltung die kognitiven Vorgänge anregt. Die damals durchgeführten Untersuchungen kamen zu dem Ergebnis, daß unerledigte Handlungen besser, genauer gesagt durchschnittlich nahezu doppelt so gut behalten werden, wie die erledigten. Daraus kann geschlossen werden, daß das, was motorisch handelnd nicht zum Abschluß gebracht werden kann, im Bereich des Denkens länger existent bleibt.

Freud hat dieses Problem 1913 im Rahmen seiner psychoanalytischen Theorie mit der Annahme angesprochen, daß eventuell ein zeitliches Voraneilen der Ich-Entwicklung vor der Libidoentwicklung in die Disposition zur Zwangsneurose einzutragen ist.

f) Schuldgefühle

Schuldgefühle spielen beim Zwangskranken wie beim Depressiven eine große Rolle. Während jedoch in der Depression die Schuldgefühle vor allem dadurch gekennzeichnet sind, daß der Kranke meint, einer Idealanforderung, in die er völlig aufgeht, nicht gerecht zu werden, so daß er sich als Versager erlebt und glaubt, dem guten Objekt bzw. dem Über-Ich etwas schuldig geblieben zu sein, sind die Schuldgefühle des Zwangsneurotikers vornehmlich durch das latente Widerstreben, Aufbegehren, Opponieren gegen die Über-Ich-Anforderungen bestimmt. Da der Zwangsneurotiker sowohl hinsichtlich der abgewehrten antisozialen Impulse als auch der abwehrenden Bemühungen im beschriebenen Sinne handlungsunsicher ist, kann er nie sicher sein, ob er nicht etwas angerichtet hat, was er nicht anrichten sollte. Diese Unsicherheit wird dadurch noch verstärkt, daß die Abwehr seiner Impulse mit Hilfe der Isolierung der Vorstellung vom Affekt keine Garantie dafür bietet, daß die isolierten Vorstellungen keine gefährlichen Handlungen nach sich ziehen, weil bei seiner magischen Welt-Orientierung Gedanken und Vorstellungen Taten vertreten können. Daher dienen Zwangshandlungen nicht nur der Kontrolle und der Vergewisserung zur Sicherstellung, daß nichts Böses angerichtet wurde, sondern – wegen des ständig schwelenden Schuldgefühls, etwas Böses getan zu haben – auch der vorsorglichen Reinigung, Buße und Wiedergutmachung.

Der Zwangsneurotiker hat im Umgang mit der Umwelt erfahren, daß seine motorisch-aggressiven Vollzüge die Umwelt beeinträchtigen und schädigen, daß sie antisozial sein können. Er führt daher einen Kampf gegen diese antisozialen Impulse, möchte sich und der Umwelt beweisen, daß er gar nichts bewirkt, ohne sich eindeutig von den antisozialen Tendenzen befreien zu können. Seine ständig anklingenden Schuldgefühle legen davon Zeugnis ab.

Auffallend ist dabei, daß diese Schuldgefühle bei vielen Zwangskranken ausschließlich auf die zwar andrängenden, aber abgewehrten und nicht realisierten Impulse gerichtet sind. Daß die Patienten mit ihren Symptomen oder mit ihren verschiedenen Verhaltensweisen der Umwelt einiges zumuten bzw. ihr tatsächlich Schaden zufügen, scheint sie nicht zu stören, erweckt bei ihnen keine Schuldgefühle. Auch hier zeigt sich noch einmal, daß der Zwangsneurotiker ein Meister der Trennung, der Isolierung, der Distanzierung ist: reales und phantasiertes Geschehen unterliegt zweier sich ausschließender Beurteilungsweisen, die sich in Schuldbeladenheit auf der einen und Schuldunempfindlichkeit auf der anderen Seite ausdrücken.

4. Narzißmus

Die reaktiven Charakterbildungen bringen den Zwangsneurotikern zum Teil große narzißtische Befriedigung. Sie ,,schmeicheln ihrer Eigenliebe durch die Vorspiegelung, sie seien als besonders reinliche oder gewissenhafte Menschen besser als andere" (Freud 1926). Dadurch, daß solche Reaktionsbildungen im sozialen Raum hoch geschätzt werden, erfahren sie eine zusätzliche Aufwertung.

Nicht selten ist im Umgang mit Zwangspatienten jedoch festzustellen, daß auch ihre narzißtische Orientierung der allenthalben vorliegenden groben Ambivalenz unterliegt. Neben der offen gezeigten hohen narzißtischen Besetzung von Reaktionsbildungen wie Überordentlichkeit, Sparsamkeit und Pedanterie, läßt sich ein verborgener Stolz auf latente Oppositions- und Rebellionstendenzen feststellen.

Im bewußten Erleben liegt die narzißtische Befriedigung jedoch in den Reaktionsbildungen. Daraus entsteht für den Zwangsneurotiker ein weiteres Problem. Wenn das in den reaktiven Charakterbildungen sich ausdrückende sozial anerkannte ,,Leisten'' bzw. ,,Können'' narzißtisch hoch besetzt ist, dann muß ein ,,Nicht-Können'' eine enorme Entwertung bedeuten. Nun besteht eine zentrale Störung des Zwangskranken in der Unfähigkeit, sowohl in seinen Außenbeziehungen als auch in seinen Innenbeziehungen Handlungen erfolgreich zum Abschluß zu bringen. Die Erfahrung, daß er sich in seinem Tun nicht auf sich selbst verlassen kann, konfrontiert ihn, der unter einem Perfektionsideal steht, besonders schmerzlich mit der Feststellung, daß er unvollkommen, daß er behindert ist. Das treibt ihn an, die seelische ,,Unzulänglichkeit'' zu beheben, was nur durch einen erfolgreichen Handlungsvollzug gelingen könnte. Ein diesbezüglicher Versuch führt aber wegen der prinzipiellen Handlungsbehinderung nicht zum Erfolg, was wiederum eine narzißtische Beeinträchtigung bewirkt. So entsteht der Teufelskreis eines sich selbst erhaltenden Zwangssymptoms. Die zwanghafte Wiederholung im Zwang stellt demnach auch einen Versuch dar, eine tiefgehende Kränkung auszurotten, wobei der Ausrottungsversuch die auszurottende Kränkung lebendig erhält.

VI. Entstehung, Aufbau und Funktion der Zwangssymptomatik

Nach der alten psychoanalytischen Vorstellung beginnt, wie bereits erwähnt, die Pathogenese der Zwangsneurose wie bei der Hysterie mit einem ödipalen Konflikt. Während in der Hysterie die Kastrationsangst erzeugenden ödipalen Wünsche verdrängt werden, um dann in verkleideter, entstellter symbolischer Form im kompromißbildenden Symptom wieder in Erscheinung zu treten, funktioniert die Verdrängungsarbeit beim Zwangsneurotiker weniger gut. Es kommt zu einer weiteren Abwehrleistung, der Regression auf die anal-sadistische Organisationsstufe. Aufgrund dieser Regression werden infantile anal-sadistische Triebregungen aktualisiert, die ihrerseits vom Über-Ich streng verurteilt werden. Das in seinen Funktionen regressiv beeinflußte Ich sieht sich veranlaßt, typische Abwehrmechanismen wie Isolierung, Reaktionsbildung u. a. gegen das Eindringen der Angst bewirkenden anal-sadistischen Regungen ins Bewußtsein einzusetzen.

Beispiel: Die Patientin Sch. reagierte am vierten Jahrestag ihrer Heirat, als der Ehemann ihr telefonisch mitteilte, daß er wegen Geschäftsbesprechungen gezwungen sei, zwei bis drei Stunden später als vereinbart zu dem von ihr festlich arrangierten Abendessen zu kommen, mit dem Aufbau eines hysterischen Konversionssymptoms. Ihr rechtes Bein wurde steif und gelähmt. Das Symptom der hysterischen Beinlähmung war als eine Kompromißlösung ihres individuell gestalteten Ödipuskomplexes zu verstehen. Die Patientin hatte die Mitteilung ihres Mannes, er könne wegen Geschäftsbesprechungen nicht zur verabredeten Zeit zum Abendessen kommen, einen Moment als Ausrede angesehen und gedacht, daß er mit einer anderen Frau ein Schäferstündchen verbringen würde. Der Gedanke an die vermeintliche Konkurrentin verschwand aber sofort wieder. In dem Symptom der Beinlähmung waren über die Identifikation sowohl mit einer beinkranken, von der Patientin als weichlich-schwach erlebten Mutter, als auch mit einem als willkürlich-männlich faszinierend erlebten Vater die angstbesetzten verdrängten, in der aktuellen Siutuation mobilisierten hetero- und homosexuellen Triebimpulse ihrer individuellen ödipalen Auseinandersetzung in verdeckter bzw. symbolischer Form wiedergekehrt.
Zwei Tage später tauchte die Zwangsvorstellung auf, ihr steifes Bein sei total verschmutzt und in dem Schmutz seien Krankheitskeime, die ihren Mann töten könnten. Sie entwickelte einen Waschzwang, wobei sie das Bein in bestimmter rituell festgelegter Weise waschen mußte.
Bei der Patientin konnte die hysterische Symptombildung das angekurbelte ödipale Konflikterleben nicht ausreichend lösen. Fixierungen an anal-sadistische Triebregungen wurden wach. Sie erlebte ihren Mann als lieblos und sadistisch,

reagierte in Ansätzen selbst sadistisch beherrschend, wurde von ihrem Mann darauf angesprochen – kurz, es drohte eine analsadistische Auseinandersetzung aufzukommen, bei der die Patientin ihren Mann als grausam quälerisch zu erleben begann und selbst ähnliche Impulse in sich registrierte. So entstand ein Konflikterleben, das mit dem Waschzwang abgewehrt wurde.

Hier lag also Folgendes vor: Nach einer anfänglich hysterischen Verarbeitungsweise des ödipalen Konflikes mit Hilfe der Verdrängung und der Kompromißbildung bzw. der entstellten Wiederkehr des Verdrängten im hysterischen Symptom kam es zu einer Regression auf ein anal-sadistisches Konfliktgeschehen, zu dessen Lösung dann eine Zwangsymptomatik gebildet wurde.

Fordert man als Beweis für die These, daß die Zwangsneurose mit einem ödipalen Konflikt beginnen muß und erst sekundär durch die Regression der anal-sadistische Konflikt zustandekommt, die Entstehung einer vorübergehenden hysterischen Symptombildung, die dann in ein Zwangssymptom übergeht, so sind aufgrund klinischer Erfahrungen wenig belegende Beispiele zu finden. Dem entsprechen auch die Mitteilungen in der Literatur. So erwähnt schon Fenichel (1931), daß es kaum Fälle gibt, ,,wo ein hysterisches Symptombild sich nach erfolgter Aufgabe der genitalen Sexualität in ein zwangsneurotisches wandelt", und daß sich nur selten ein vollständiger Beweis dafür erbringen läßt, daß bei einer typischen Zwangsneurose bereits vor der verhängnisvollen anal-sadistischen Regression eine phallische Ödipus-Periode vorgelegen hat. Das würde heißen, daß in der Regel eine Entwicklungsstörung anzunehmen wäre, bei der die Abwehr des Ichs bereits zur Zeit der erstmaligen anal-sadistischen Organisation eingesetzt hätte, so daß die Patienten den phallischen Ödipuskomplex gar nicht erreicht hätten, woraus zu folgern wäre, daß dieser in der Pathogenese auch kaum eine Rolle spielen konnte (Fenichel 1931).

Das bei Zwangsneurotikern häufig zu beobachtende gleichzeitige Auftreten von ödipal-genitalen sowie von anal-erotischen und anal-sadistischen Impulsen kann ebenfalls nicht als Beweis für eine stattgefundene Regression dienen. Wenn man nicht von vornherein an der Theorie festhält, daß der Ödipuskomplex der Anfang aller in die Neurose führenden Vorgänge ist, sondern sich zuerst von den klinischen Beobachtungen leiten läßt, so stellen sich die psychodynamischen Verhältnisse wie folgt dar: Eine Fixierung an die anal-sadistische Organisation wird die ödipale Konstellation in der einen oder anderen Weise prägen, z. B. in Form verstärkter Versuche, anal-sadistische Regungen in die ödipale Objektbeziehung einzubeziehen oder in Form großer Anstrengung sie zu unterdrücken. Solange der individuellen Fixierung an die anal-sadistische Organisation Rechnung getragen wird, können die ödipalen Vorgänge, einschließlich der sexuellen Beziehungen, unauffällig verlaufen. Wenn jedoch die individuelle Organisation der anal-sadistischen Regungen in der ödipalen Situation nicht mehr ausreichend Berücksichtigung erfährt, wenn z. B. in einer Objektbeziehung eine bisher mögliche Form anal-sadistischer Triebrealisierungen unterbunden wird oder eine eingespielte Abwehr nicht mehr funktioniert, kann ein Konflikt beginnen, für dessen Verständnis eine Regression nicht in Anspruch genommen werden muß. Zutreffender wäre die Feststellung, daß die im ödipalen Verhalten eingespielten anal-sadistischen Regungen durch Änderungen, die diese Einspielung infrage stellen, Konflikte verursachten.

Beispiel: Die 26jährige Patientin B., die seit einem halben Jahr verheiratet ist, hatte einen vorehelichen Verkehr mit der Einstellung abgelehnt, sie wollte sauber und rein in die Ehe gehen. In der Ehe bestand sie auf ein Sauberkeitsritual vor dem Verkehr. Der Ehemann mußte sich vorher duschen und einen frischgewaschenen Schlafanzug anziehen, den er erst im Bett wieder ausziehen durfte. Von diesen Eigenarten abgesehen, verlief das Zusammenleben unauffällig. Eines Abends kam der Ehemann von einer Betriebsfeier in leicht angetrunkenem Zustand zurück. Unter dem Einfluß des Alkohols setzte er sich über die von seiner Frau gestellten Bedingungen hinweg und legte sich, ohne vorher zu duschen, zu ihr ins Bett. Im Halbschlaf ließ sie sich auf einen sexuellen Verkehr ein. Am nächsten Morgen setzte bei ihr ein ausgeprägter Wasch- und Ordnungszwang ein, der sich gegen angsterregende anale Impulse richtete, die aufgrund des aufgelösten Abwehrrituals bewußter geworden waren.

Damit sind zwei Wege der Pathogenese von Zwangssymptomen beschrieben, wobei der eine über die Regression führt, der andere unmittelbar aus dem das Zwangssymptom auslösenden Konflikt entsteht. Entscheidend ist, daß bei beiden das der Zwangssymptomatik selbst zugrundeliegende Konfliktgeschehen aus dem anal-sadistischen Bereich stammt.

Die Pathogenese und der Aufbau einer solchen Zwangssymptomatik soll im Folgenden noch einmal ausführlich und zusammenhängend anhand eines Falles, der einen Patienten betrifft, den ich lange Zeit psychoanalytisch behandelt habe, dargestellt werden.

Der 20jährige Patient K., Sohn eines Bergarbeiters, begann sein Jurastudium in einer Universitätsstadt, die ca. 200 km von seiner Heimat entfernt lag. Es war das erste Mal, daß er für längere Zeit nicht zu Hause war. Es fühlte sich den Eltern, die ihm das Studium ermöglichten, obwohl sie wenig Geld hatten, sehr zu Dank verpflichtet. (Als er mit dem Studium anfing, gab es noch keine staatliche Unterstützung). Am Studienort tat er alles, um der aufopfernden Haltung seiner Eltern würdig zu sein. Er lebte spartanisch, wobei er, um möglichst wenig Geld auszugeben, regelrechte Fastenkuren bei trockenem Brot und Wasser durchführte. Gelegentlich kam es jedoch zu ,,Freßdurchbrüchen", durch die er sich tief beschämt fühlte, und für die er sich dann durch verstärktes Fasten wieder bestrafte. Ab und zu gönnte er sich eine Fahrradtour, die er vor sich mit der Erklärung rechtfertigte, sie würde ihn fürs Studium fit machen. Eines Nachmittags wollte er mit einem Kommilitonen eine solche Fahrradtour unternehmen. Als er ihn zum verabredeten Zeitpunkt aufsuchte, traf er ihn bei einer Feier im Kreise von Bekannten an. Er ließ sich nach langem Hin und Her – ganz gegen seine Absicht – überreden, mitzumachen. Beim Trinken verlor er bald die Kontrolle über sich. Später war er der Meinung, daß man ihm Schnaps ins Bierglas geschüttet habe. Es ging hoch her. Er konnte sich noch verschwommen erinnern, daß die Wirtin des Bekannten sich beschwert und mit Kündigung gedroht, damit jedoch keine Wirkung erzielt hatte. Er habe sich dazu verleiten lassen, weiter mitzumachen. Nachts war er schwankend zu seiner Wohnung zurückgegangen, das Rad an der Hand führend. Am andern Morgen erwachte er mit dem dumpfen Gefühl: Gestern abend ist ein Unfall passiert. Er fühlte sich gedrängt nachzusehen, ging noch einmal den Weg, den er am Abend vorher gegangen war, zurück, suchte nach Spuren eines Unfalls und stellte fest, daß an einem Baum ein Stück Rinde herausgebrochen war. Da war er sicher: Es hat ein Autounfall stattgefunden und er war schuld daran. Er kaufte eine Zeitung und fand darin, daß in einem anderen Ort ein Lastzug verunglückt war. „Ich habe das, obwohl ich wußte, es war unlogisch, mit mir in Verbindung gebracht. Für mich war klar, daß ich an dem Unfall schuld war". Den ganzen Tag mußte er die Straße nach Resten des Unfalls absuchen. Obwohl er nichts fand, blieb der Gedanke, er habe einen Unfall verursacht, bestehen. Daraus entwickelte sich die Zwangsvorstellung, er hätte beim Überqueren der Straße einen Lastwagen zerstört. Er wehrt sich gegen diese Vorstellung, konnte sie aber nicht ausschalten. Er wurde so sehr von ihr bedrängt, daß er zu ihrer Abwehr nach und nach einen ausgeprägten Kontroll- bzw. Überprüfzwang entwickelte. Sobald er an eine Straße kam, hatte er sich durch Augenschein nach rechts und links zu vergewissern, daß kein Auto am Straßenrand oder im Straßengraben lag. Er war dabei gezwungen, Meter für Meter nach beiden Seiten zu überprüfen. Jedesmal, wenn ein Auto vorbeikam, mußte er mit der kontrollierenden Überprüfung von vorne anfangen.

Die Pathogenese bzw. die Psychodynamik, die das Auftreten der Zwangssymptomatik verständlich macht, kann zum Teil bereits aus den Geschehnissen, unter denen sich die Symptome entwickelt haben, erschlossen werden. Einen differenzierteren Einblick ermöglichte jedoch erst die psychoanalytische Behandlung, die sich über viele Stunden erstreckte.

Es konnte festgestellt werden, daß der Patient bereits vor Ausbruch der Zwangssymptomatik in einen ständigen Trieb-Abwehr-Kampf verwickelt war, den er für sich zunächst einmal unter dem Einfluß der wichtigsten primären Beziehungspersonen notdürftig in seiner Persönlichkeitsstruktur gelöst zu haben schien.

Der Patient verhielt sich bescheiden, brav, asketisch, übergenau, ordentlich, pedantisch, vorsichtig, skrupelhaft, unspontan, zaudernd, zögernd und überaus kontrolliert. Er mied Geselligkeiten und war vor allem Frauen gegenüber ängstlich ablehnend.

Bewußt verurteilte er sehr streng orale Bedürfnisse, Besitzstreben, Streit, Machtausübung und Sexualität. Er vertrat ein Bescheidenheits- und Friedfertigkeitsideal. Der Besitz sollte gleichmäßig verteilt, Rivalitäten ausgeschaltet und das alles per Gesetz geregelt werden.

Dabei erlebte er selbst jedoch immer wieder durchbruchshaft orale Gier und sadistische Zerstörungsattacken. So hatte er Tagesphantasien, in denen er Leute mit Lastwagen überfuhr, und von Zeit zu Zeit kam es bei ihm zu „Freßdurchbrüchen". Er hatte Angst, seine aggressiven Phantasien könnten sich realisieren. Er steckte voller Aberglaube, der in verschiedenen rituellen Handlungen sichtbar wurde, z. B. in Einschlafzeremonien und Eßgewohnheiten. In seinem bewußten Bemühen, ein ordentlicher, anständiger und friedfertiger Mensch zu sein, hielt er sich selbst für moralisch hochstehend und glaubte, ein Recht auf eine positive Beurteilung durch die anderen zu haben.

Im Konzept der psychoanalytischen Krankheitslehre heißt das: Die prämorbide Persönlichkeitsstruktur des Patienten war gekennzeichnet durch Reaktionsbildung in Form von übersteigerter Ordentlichkeit, Friedfertigkeit und Bescheidenheit, deren starre Abwehrfront jedoch von gelegentlichen Triebdurchbrüchen durchlöchert wurde. In seiner bewußten Selbstvorstellung hatte er die Reaktionsbildung positiv bzw. narzißtisch hochbesetzt und beanspruchte dafür, von den Beziehungspersonen akzeptiert und bewundert zu werden.

Damit hatte der Patient in seiner prämorbiden Persönlichkeitsstruktur ein zwar labiles, aber einigermaßen ausbalanciertes psychoökonomisches Gleichgewicht zwischen Triebanspruch (Es-Regungen), Gewissenseinstellung (Über-Ich) und Selbstsicherheits- bzw. Selbstwertbedürfnis herstellen können.

In der geschilderten Situaton kam es zu einer Zerstörung der Balance des psychoökonomischen Gleichgewichtes:

1. Durch Versagen bzw. Aufweichen der Abwehreinstellung bedingt durch das Zureden der Kommilitonen und durch den Alkoholeinfluß.
2. Durch Versuchungen, Verführungen, Provokationen der abgewehrten und angsterzeugenden Triebansprüche aufgrund der Bemühungen der Kommilitonen bei der Feier.
3. Durch Beeinträchtigung seines Selbstwertgefühls während der Erlebnisse mit den Kommilitonen.

Der Patient hatte sich dabei als einen Menschen erfahren, der nicht so ordentlich, nicht so brav, nicht so friedfertig, nicht so bescheiden war, wie er geglaubt hatte. Nachdem er die bisher abgewehrten Triebansprüche gespürt und zum Teil realisiert hatte, konnte er die alte Vorstellung von sich als jemanden, der solche Triebansprüche nicht in sich hat, nicht mehr aufrechterhalten. Hinzu kam, daß die die Abwehr stützende narzißtische Besetzung der Reaktionsbildungen in Frage gestellt wurde. So war eine neue intrapsychische Lage entstanden. Die vorher in der Persönlichkeitsstruktur eingewobenen Abwehreinstellungen in Form der Isolierung und Reaktionsbildung hatten sich als unfähig erwiesen, die infantilen, analsadistischen Triebregungen aus dem bewußten Erleben fern zu halten. Das führte zu einer neuen intrapsychischen Konfliktlage, bei der die Über-Ich-Einstellung sich mit derselben Intensität gegen die Triebregung wehrte, mit welcher diese aus dem Unbewußten wiedergekehrt war. Die Zwangssymptomatik, die sich jetzt entwickelte, stellte eine neue Kompromißlösung dar.

Bei diesen, als Versuchungs- und Versagungssituation zu beschreibenden, Vorgängen ist der Kampf um die Ausschaltung anklingender Triebaffekte von entscheidender Bedeutung. Die Triebaffekte dürfen nicht ins bewußte Erleben geraten.

In anderen Fällen bricht die Symptomatik aus, wenn der Patient durch die Reaktion eines Gegenüber mit den abgewehrten, selbst nicht mehr erlebten Affekten konfrontiert wird, wie folgendes Beispiel zeigt: Der Patient H., der keine Symptome, aber eine deutliche zwangsneurotische Charakterstruktur aufwies, zu der ein ausgeprägtes Friedfertigkeitsideal gehörte, mit dem er jede aggressive Regung abwehrte, wurde in einer Auseinandersetzung mit einem Bekannten, der den Kommunismus als verkappten Kapitalismus beschimpfte, systematisch so gereizt, daß er sich zu aggressiven Äußerungen hinreißen ließ. Als der Bekannte ihm darauf sagte, er hätte gar nicht gewußt, wieviel Haß in ihm steckte, man müßte sich ja direkt vor ihm in acht nehmen, geriet der Patient in einen Unruhezustand, ging in eine Kirche, was er lange nicht mehr getan hatte, wollte beten, was ihm aber nicht gelang, weil ihm permanent das entsetzte Gesicht des Bekannten vor Augen stand. Während er sich noch intensiv bemühte, ein Gebet zustande zu bringen, schoß plötzlich die Vorstellung ein: Er würde mit einer langen Nadel durch das rechte Auge des Bekannten bis ins Gehirn hineinstoßen. Er bekam entsetzliche Angst und begann seine Hände und Taschen zu überprüfen, ob er im Besitz einer Nadel sei. Seit dieser Zeit bestand die Zwangsvorstellung, anderen mit einer Nadel ins Auge zu stechen und in Reaktion darauf ein Überprüf- und Kontrollzwang.

Entscheidend war dabei, daß dem Patienten in der Auseinandersetzung mit einer Beziehungsperson Triebaffekte, die er bisher als solche nicht registriert hatte, durch das Verhalten bzw. Reagieren des anderen zurückgespiegelt wurden. Er konnte sich vorher selbst nur als friedfertigen Menschen sehen und verstehen. Nun hatte er in sich gegenteilige Regungen entdeckt, und zwar über die Erfahrung mit einem anderen, der ihn emotional beteiligt darauf hingewiesen hatte.

Auch in diesem Fall war beim Symptomausbruch eine neue Lage entstanden. Die alten Abwehrmechanismen in Form bestimmter Reaktionsbildungen (Friedfertigkeitseinstellung, Aggressionslosigkeit) hatten sich ebenfalls als unzureichend erwiesen, das Abgewehrte war in der Objektbeziehung sichtbar und spürbar geworden; ein neuer Kompromiß mußte gefunden werden; so entstand das Zwangssymptom.

Bei den bisher beschriebenen Vorgängen der Symptomentstehung geht es um den Teileinbruch eines bisher unbewußten Triebanspruches ins bewußte Erleben in Form einer Zwangsvorstellung. In solchen Fällen läßt sich nicht selten, wie in den beiden angeführten Beispielen, eine symptomauslösende Versuchungs- und Versagungssituation eruieren. Eine andere Möglichkeit der Symptomentstehung besteht in der Verstärkung eines vorhandenen Charakterzuges der prämorbiden Persönlichkeitsstruktur: aus betonter Sauberkeit wird ein Waschzwang, aus betonter Ordentlichkeit ein Ordnungszwang usw. Zwar kann man auch hier gelegentlich für den Zeitpunkt der Symptomentwicklung eine Versuchungs- und Versagungssituation, die den bisher in der Persönlichkeitsstruktur gelösten anal-sadistischen Trieb-Abwehr-Konflikt wiederbelebt, ausmachen. Dabei überwiegen jedoch häufig die abwehrenden Reaktionsbildungen so sehr, daß es dem Triebanspruch auch nicht in der entstellten Form der isolierten Vorstellung gelingt, ins Bewußtsein einzudringen.

Die Frage, warum das Zwangssymptom in einem Fall durch den Einbruch einer isolierten Triebvorstellung, im anderen durch Verstärkung eines vorhandenen neurotischen Charakterzuges entsteht, bleibt oft unbeantwortet. Die klinischen Erfahrungen legen den Schluß nahe, daß die Intensität und Plötzlichkeit der Provokation der bisher mit bestimmten charakterlichen Einstellungen abgewehrten Triebregungen dafür verantwortlich zu machen sind, daß es zum Durchbruch einer Zwangsvorstellung kommt. Werden die tabuisierten Triebtendenzen weniger intensiv und nicht so plötzlich angesprochen, ist es dem Patienten offensichtlich möglich, mit Hilfe einer Verstärkung der vorhandenen abwehrenden Charakterzüge den Einbruch einer Zwangsvorstellung zu verhindern. Das heißt: Je traumatischer sich eine Versuchungs- und Versagungssituation gestaltet, desto eher kann es zum Einbruch einer Zwangsvorstellung kommen.

Der gleiche Tatbestand ist gemeint, wenn man darauf hinweist, daß es von der Rigidität oder der Flexibilität der Persönlichkeitsstruktur abhängt, ob ein Patient mit einer Verstärkung des zwangsneurotischen Charakterzuges oder mit dem Durchbruch einer isolierten Triebvorstellung reagiert.

Die bisherige Darstellung der Entwicklung, des Aufbaus und der Funktion der

Zwangssymptomatik bezog sich auf einen Konflikt zwischen anal-erotischen bzw. anal-sadistischen Triebansprüchen und einem strengen Über-Ich. Dabei wurde das Zwangssymptom als kompromißbildende Lösung eines Trieb-Abwehr-Kampfes beschrieben.

Inzwischen ist jedoch zunehmend eine andere Sichtweise in den Vordergrund gerückt. Es wurde herausgestellt, daß beim Zwangsneurotiker auf der einen Seite ein Ich vorhanden ist, daß seine autonomen Handlungsmöglichkeiten zwar bereits entdeckt hat, ihrer aber nicht sicher ist, weil eine entsprechende Förderung von seiten der ersten Beziehungspersonen nicht stattgefunden hat, auf der anderen Seite ein unter dem Einfluß dieser ersten Beziehungspersonen gestaltetes, die autonomen Handlungsmöglichkeiten nicht bejahendes Über-Ich besteht. Daraus resultiert ein Konflikt zwischen selbstbehauptender Auflehnung und gefügiger Unterordnung (s. a. Erikson 1957).

Zur Illustration dieser Zusammenhänge verweise ich noch einmal auf das angeführte Beispiel des Patienten K. Aus der Fallskizze ist unmittelbar zu ersehen, daß ein solcher Konflikt zwischen Auflehnung und Unterordnung vorherrschte. Der Patient steckte bereits vor Ausbruch der Zwangssymptomatik in einer groben Ambivalenz zwischen einer Gefügigkeitseinstellung als braver Sohn und gelegentlichen Willkürdurchbrüchen, mit denen er die einschränkenden elterlichen Gebote überrannte. Dieser Konflikt spitzte sich in der symptomauslösenden Situation in einer Weise zu, die eine neue Kompromißlösung in Form des Zwangssymptoms notwendig machte.

Wie auch immer man in solchen Fällen den Akzent setzt, ob auf den Trieb-Abwehr-Kampf oder auf den Kampf zwischen Autonomie und Heteronomie, dem Ich gelingt es in beiden Fällen, kompromißhafte Lösungen zu finden, bei denen es sich zwar einschränken und Einbußen hinnehmen muß, jedoch im Prinzip in jenen Funktionen, die das Selbsterleben regulieren (Selbststabilität, Selbstkohärenz, Selbstkonstanz, Identität usw.) nicht ernsthaft geschädigt wird. In anderen Fällen – und es gibt nicht selten fließende Übergänge zu den bisher besprochenen – übernimmt der Zwang jedoch vornehmlich eine selbsterhaltende und selbstreparative Funktion. Er versucht damit die Angst vor dem Selbstzerfall bzw. der Selbstzerstörung zu beheben oder eine in Auflösung geratene Identität wieder herzustellen, womit er nicht mehr in erster Linie der Abwehr der Kastrations- bzw. Bestrafungsangst dient. In Form des Wiederholungszwanges kann er die letzte Bastion der Selbsterhaltung darstellen (Quint 1984). Mit anderen Worten: Der Zwang kann auch eine kontrapsychotische Funktion ausüben. (s. a. Beispiel im Kapitel über Therapie, S. 79). Bei den differentialdiagnostischen Erwägungen zwischen Zwang einerseits und Schizophrenie, Depression, Phobie andererseits werde ich noch einmal darauf zurückkommen. Hier sei nur noch hinzugefügt, daß der Hinweis auf die abzuwehrende bzw. zu reparierende Selbststörung differenziert werden muß. Die Störung kann aus einem Mangel im Bereich des Selbstgefühls, der Selbstkohärenz und Selbstkonstanz, der Selbstvitalität, der Integration von guten und bösen Aspekten und der narzißtischen Selbstregulation bestehen, woraus sich unterschiedliche Selbstpathologien ableiten lassen (Quint 1987). Der leidvolle Mangelzustand veranlaßt den Menschen, reparative Maßnahmen zu ergreifen. Sie können in dem Bemühen liegen, eine Objektbeziehung bzw. eine Beziehung zwischen Ich und Über-Ich durch zwanghafte Lebensweise aufrechtzuerhalten. Die zwanghafte Lebensweise kann dabei mehr oder weniger die Bedeutung des Selbstobjektes erhalten, wie es in anderen Fällen für das Suchtmittel zutrifft. In dem Maße, in dem der Zwang eine selbsterhaltende bzw. selbstreparative Funktion ausübt, kann die kritische Distanzierung des Ichs zu ihm schwinden. Zwar bleibt oft eine intellektuelle Einsicht darin bestehen, daß das zwanghafte Tun etwas ,,Anormales'' ist, aber die abwehrende Distanz, die in der Regel beim Zwangskranken zu beobachten ist, kann sich auflösen. Die zwanghafte Lebensweise gehört dann zum Selbstverständnis. Das Ich geht, bildhaft gesprochen, weitgehend im Über-Ich auf, wobei gleichzeitig eine Umbewertung stattfindet. Man ist nicht mehr geängstigt, entsetzt, verzweifelt und auf Abwehr eingestellt, vielmehr wird der Zwang als letzter Halt oder das ,,Anormale'' des Zwanges als ,,Außergewöhnliches'', als ,,Einmaliges'', ja nicht selten sogar als ,,Sakrosanktes'' empfunden. Die Folge ist, daß der Patient in einer Therapie den Zwang mit allen Mitteln zu verteidigen versucht.

Unter dem Aspekt der psychoanalytischen Theorie einer Ich-Selbst-Strukturierung, die durch die frühen Objektbeziehungen zustande kommt, läßt sich das Problem der selbsterhaltenden bzw. selbstreparativen Funktion des Zwanges folgendermaßen beschreiben: Aufgrund einer mangelnden Uridentifizierung mit dem primären, mütterlichen Objekt entsteht ein Selbstmangelerleben. Es ist offensichtlich so, daß das primäre mütterliche Objekt, das in seiner Beziehung zum Kind den Mangel mitverursacht hat, keine Möglichkeit zur Behebung dieses Mangels vermitteln konnte. In diesem Dilemma kann eine Orientierung hin zur zwanghaften Lebensweise stattfinden. Durch das zwanghafte Wiederholen, Ordnen und Begrenzen wird jener Halt, jene Selbstsicherheit, jene Selbststabilität gesucht, die aufgrund der mangelnden Uridentifizierung nicht zur Identität gebracht wurde. Der als Ausweg unternommene Versuch, die nicht geglückte Uridentifikation sekundär nachzuholen, ist in zweifacher Hinsicht problematisch: zum einen kann es ab einer bestimmten Entwicklungsstufe nicht mehr zu kern-, sondern nur noch zu randständigen Identifizierungen (Wisdom 1967) kommen. Zum anderen gewinnt die zwanghafte Lebensweise eine doppelte Bedeutung. Sie ist in der *Wiederholung* auf Halt und Sicherheit, in der *Selbstperpetuierung* auf Trennung und Abgrenzung aus. So entsteht das Problem beim Zwangsneurotiker, daß er mit der zwanghaften Lebensweise sowohl die – nach theoretischer Absprache – dem väterlichen Bereich zuzuordnende Verselbständigung (Loslösung vom mütterlichen Objekt, frühe Triangulierung) anstrebt als auch die Verbindung zum haltgebenden mütterlichen Objekt sucht. Dadurch wird die ödipale Rivalitätsauseinandersetzung mit dem väterlichen Objekt erschwert, weil dieses Objekt gleichzeitig für die Selbstsicherheit vermittelnde Beziehung zum mütterlichen Objekt gebraucht wird.

Die beschriebenen pathogenetischen Wege stellen keine voneinander unabhängigen, getrennten Vorgänge dar. Im Verlauf eines Konfliktbewältigungsversuches kann es dazu kommen, daß nacheinander wechselnde Wege beschritten bzw. verschiedene Verarbeitungsmöglichkeiten in Anspruch genommen werden, wobei auch die Konfliktkonstellation sich ändern kann. Das ist schon mit der alten psychoanalytischen Theorie von der Entstehung der Zwangsneurose zum Ausdruck gebracht, die ja besagt, daß der anfängliche Versuch der Bewältigung eines Kastrationsangst hervorrufenden ödipalen Konfliktes in Form hysterischer

Verarbeitungsweisen nicht zum Erfolg führt, so daß es mit Hilfe der Regression zu einem neuen Versuch kommt, bei dem sowohl andere Konfliktkonstellationen, nämlich anal-sadistischer Art, in den Vordergrund rücken als auch andere Konfliktbewältigungsweisen, nämlich zwanghafte, eingesetzt werden. Das oben beschriebene Fallbeispiel der Patientin Schu. hat diesen Vorgang veranschaulicht.

Die Veränderung in der Konfliktbewältigungsstrategie, das Festhalten oder das Verlassen einer Verarbeitungsweise bzw. die Inanspruchnahme einer anderen, hängt davon ab, welche Möglichkeiten dem Patienten im einzelnen zur Verfügung stehen und für welche Konfliktkonstellationen, die auch situationsabhängig sind, sie sich eignen.

Beispiel: Die 17jährige Patientin Kö. konsultierte mich wegen einer Magersucht. Sie wog 39 kg bei einer Größe von 1,76 m. Die Anorexie hatte vor gut einem Jahr begonnen, als sie zum ersten Mal ein Wochenende außerhalb des Elternhauses bei einer seit zwei Monaten verheirateten Cousine verbracht hatte, durch die sie wiederholt darauf hingewiesen worden war, wie herrlich es sei, verheiratet zu sein. Zudem hatte der Ehemann der Cousine einmal so nebenbei die Bemerkung gemacht, er könne sie sich gut als Ehefrau vorstellen. Die Patientin hatte auf einmal das Gefühl, sie wäre zu dick. Sie entwickelte die klassischen Symptome der Anorexia nervosa. Es kam wegen der Essensverweigerung zu dramatischen Auseinandersetzungen mit der Mutter.

Wenige Tage nach diesem Gespräch teilte mir die Patientin mit, daß sie sich einer stationären Behandlung unterziehen würde.

Etwa ein Jahr später suchte mich die Patientin erneut auf. Ich kannte sie kaum wieder. Sie wog über 80 kg. Sie berichtete, daß sie sich in einer Klinik einer Verhaltenstherapie unterzogen und dabei 10 kg zugenommen habe. Nach der Entlassung sei sie wohl immer dicker geworden. Sie habe sich gar nicht um ihr Gewicht gekümmert. Erst als ein Arzt ihr gesagt habe, es sei jetzt wohl eine Fettsucht bei ihr entstanden, habe sie sich sehr erschreckt und gedacht, das müsse geändert werden. Sie wünschte sich von mir Verhaltensmaßregeln zur Reduzierung ihres Übergewichtes. Eine Therapie hielt sie nicht für notwendig.

Ein weiteres Jahr später suchte sie mich noch einmal auf. Ihr Körpergewicht lag jetzt mit 58 kg im Normbereich. Sie wirkte selbständiger. Sie hatte inzwischen ein Studium in einer Universitätsstadt weit weg von zu Hause begonnen. Mit dem Beginn dieses Studiums hatte sich bei ihr eine Zwangsneurose entwickelt. Sie mußte in ihrem Studentenzimmer ein so umfangreiches Kontroll- und Überprüfungszeremoniell absolvieren, daß sie gerade noch in der Lage war, Vorlesungen zu besuchen, aber keine Zeit fand, etwas anderes zu unternehmen. Sie blieb völlig isoliert, hatte keinen Kontakt zu den Mitstudenten.

Hier zeigt sich, wie ein Wechsel in der Symptomgestaltung durch wechselnde Konfliktkonstellationen und wechselnden Einsatz von Konfliktbewältigungsweisen zustande kommt. In der Anorexie hatte die Patientin aus der in einer ödipalen Situation entstandenen Angst vor dem Verlust des mütterlichen Objektes ihre ins Spiel gekommene weibliche Rolle aufgegeben und sich in eine orale Dualbeziehung zurückgezogen, in der sie sich gedrängt fühlte, einerseits das orale Objekt in sich aufzunehmen, andererseits aber sich gegen dieses zur Wehr zu setzen, weil sie es als bemächtigend und zerstörerisch erlebte. Das Bemühen, das primäre

Objekt, dem alles Böse zugeschrieben wurde, draußen zu halten, führte zu einer Vereinsamung, die von der Patientin nicht ausreichend kompensiert werden konnte, z. B. durch eine Überidealisierung der in der Anorexie praktizierten (pervertierten) Autonomiebestrebung, wie es manchen Anorexie-Patienten gelingt. Die Patientin litt unter ihrer Vereinsamung und Kontaktschwierigkeit. Der Umschlag in die Fettsucht stellte den Versuch der Patientin dar, ihren Konflikt zwischen den Abgrenzungstendenzen vom mütterlichen Objekt und dem Vereinigungswunsch mit ihm anders zu lösen: Sie ließ sich, die Verselbständigungstendenzen erstickend, vom mütterlichen Objekt ausfüllen. Bei Beginn des Studiums in einer fremden Stadt entstand eine neue Situation. Aus den Schilderungen der Patientin konnte ich deutlich entnehmen, daß das Leben in der Unversitätsstadt unter den Mitstudenten sie durch eine starke Provokation sexueller Rivalitätsregungen in eine neue Konfliktsituation gebracht hatte: Sie wurde mit unbekannt „freien" Lebensweisen konfrontiert, erlebte offenkundige Paarbildungen unter den Mitstudenten, wurde zu Fêten eingeladen, bei denen es bedrohliche „Nähe-Erlebnisse" gab usw. Die Ängste waren jetzt anders geartet. Sie richteten sich darauf, im Umgang mit den anderen die Kontrolle über ihre Regungen verlieren und zerstörerische Wirkung erzielen zu können. Sie teilte mir mit, daß sie sich in der Zeit, als die Symptome begannen, ganz zurückgezogen habe. Sie glaubte, die Feststellung gemacht zu haben, daß eine Kommilitonin, die ihr von allen noch am besten gefiel, gesehen habe, wie sie freundlich mit deren Freund gesprochen habe. „Das muß ihr doch wehgetan haben". Die Zwangssymptome sind hier offensichtlich von einem Konflikt ausgegangen, der in einer ödipalen Situation durch andrängende destruktiv erlebte sexuelle und Rivalitäts-Impulse entstanden war.

Das Beispiel zeigt, wie im konkreten einzelnen Fall versucht wird, ein pathogenes Konfliktgeschehen in verschiedenen Situationen durch wechselnde Bewältigungsstrategien in speziellen Symptombildungen zu lösen (s. a. Mentzos 1982, S. 169).

Es soll noch ein weiterer Gesichtspunkt herausgestellt werden, der die Beziehung zur Hysterie betrifft und dessen Berücksichtigung für die Einschätzung des Schweregrades der Krankheit von Bedeutung ist.

Wenn man Freuds erste Darstellung von Zwangsneurosen und seinen therapeutischen Umgang mit ihnen betrachtet und Vergleiche anstellt mit dem, was wir heute an Zwangsneurosen sehen und behandeln, dann fällt auf, daß Freud wiederholt Zwangssymptome beschrieben hat, die mehr eine Reproduktion eines konkreten verdrängten Ereignisses darstellten.

Ich zitiere als Beispiel eine seiner Symtombeschreibungen: „Sie pflegte eine Zeit hindurch eine besonders auffällige und sinnlose Zwangshandlung zu wiederholen. Sie lief dann aus ihrem Zimmer in ein anderes, in dessen Mitte ein Tisch stand, rückte die auf ihm liegende Tischdecke in gewisser Art zurecht, schellte dem Stubenmädchen, das an den Tisch herantreten mußte, und entließ es wieder mit einem gleichgültigen Auftrag. Bei den Bemühungen, diesen Zwang aufzuklären, fiel ihr ein, daß die betreffende Tischdecke an einer Stelle einen mißfarbigen Fleck hatte, und daß sie jedesmal die Decke so legte, daß der Fleck dem Stubenmädchen in die Augen fallen mußte. Das Ganze war dann eine Reproduktion eines Erlebnisses aus ihrer Ehe, welches ihren Gedanken später ein Problem zu lösen gegeben hatte. Ihr Mann war in der Brautnacht von einem nicht ungewöhnlichen Mißgeschick befallen worden. Er fand sich impotent und „kam viele Male im

Laufe der Nacht aus seinem Zimmer in ihres gerannt", um den Versuch, ob es nicht doch gelänge, zu wiederholen. Am Morgen äußerte er, er müsse sich ja vor dem Hotelstubenmädchen schämen, welches die Betten in Ordnung bringen werde, ergriff darum ein Fläschen mit roter Tinte und goß dessen Inhalt über das Bettuch aus, aber so ungeschickt, daß der rote Fleck an einer für seine Absicht sehr ungeeigneten Stelle zustande kam. Sie spielte also Brautnacht mit jener Zwangshandlung. „Tisch und Bett machen zusammen die Ehe aus" (Freud 1907).

Für Freud galt in solchen Fällen, daß die Deutung, die zur affektiven Erinnerung an die Situation, welche in der zwanghaften Darstellung unbewußt wiederholt wird, führte, das Zwangssymptom auflöste.

Während meiner langjährigen Erfahrung im Umgang mit vielen Zwangskranken habe ich festgestellt, daß solche Symptome in Form von zwanghaften Wiederholungen konkreter verdrängter Ereignisse verhältnismäßig selten sind. Die Mehrzahl der Patienten leidet vielmehr an Zwangssymptomen, die einen generalisierten Konflikt zwischen verpönten Vorstellungen, Gedanken, Impulsen und sie abwehrende Kontroll-, Überprüfungs- und Wiedergutmachungshandlungen darstellen. Es geht z. B. darum, daß böse, obszöne, gegen die Mitmenschen gerichtete Gedanken auftauchen, die nicht gedacht werden dürfen, daß etwas getan werden könnte, was verboten ist, daß man seine Handlung kontrollieren muß, weil man zweifelt, ob sie richtig ausgeführt worden sind, daß man sich zwanghaft waschen muß, weil man sich zwanghaft vorstellen muß, daß man schmutzig ist und andere infizieren könnte usw. usw. Nicht ein einzelnes bestimmtes, ausgestaltetes, konfliktgeladenes Ereignis wird dabei im Symptom wiederholt, sondern ein generalisierter Strukturkonflikt zwischen Unterwerfung und Opposition, dessen Auflösung in der therapeutischen Übertragungsbeziehung zum Arzt unter Einbeziehung vieler Einzelerlebnisse vonstatten geht.

Die von Freud beschriebenen Zwangsdarstellungen erinnern an hysterische Konversionssymptombildungen, die ein konkretes konflikthaftes Ereignis in Form einer verkleideten Wiederholung darstellen und dessen Aufklärung eine Symptombeseitigung mit sich bringt. Nach meinen Erfahrungen lassen sich bei diesen selten auftretenden zwanghaften Darstellungen unbewußter Episoden relativ schnell therapeutische Erfolge erzielen.

Der letzte Fall dieser Art ist mir vor etwa zwei Jahren begegnet. Ein junger Mann, der seit drei Monaten verheiratet war, kam in meine Sprechstunde. Er hatte kurz nach der Hochzeit eine Zwangskrankheit entwickelt, die aus einem merkwürdigen Zeremoniell bestand. Wenn er abends das Badezimmer verlassen wollte, mußte er nackt rückwärts hinausgehen, dabei sein Glied im Auge behalten und, sobald er die Badezimmertür geschlossen hatte, kurz nach seinem Glied greifen. Das Ganze mußte zwanghaft mehrmals wiederholt werden. Er hatte Angst, daß sich der Zwang zur Wiederholung der Szene so steigern könnte, daß er am Ende die ganze Nacht damit zu tun haben und nicht mehr dazu kommen würde, mit seiner Frau zu schlafen. Ich konnte mit dem Patienten relativ rasch klären, was er in der Zwangshandlung zum Ausdruck brachte. Als ich ihm gesagt hatte, daß ich aus seinen Erzählungen glaubte entnehmen zu können, die ganze Prozedur habe etwas damit zu tun, daß er irgendwelche beängstigende Vorstellungen über sein Glied im Zusammenhang mit dem Sexualverkehr mit seiner Frau habe, stutzte er einen Augenblick und meinte dann zögernd, das könne wohl sein. Es dauerte nicht lange, bis wir die zwanghafte Darstellung weitgehend entschlüsselt hatten. Kurz nach der Heirat hatte er nach einem Verkehr mit seiner Frau, bei dem er sie ,,etwas spröde" erlebt hatte, mit ihr zusammen das Badezimmer aufgesucht. Während er sich wusch, griff seine Frau zu einer Nagelschere und meinte scherzend: ,,Was würdest du sagen, wenn ich dir ein Stück von deinem Schwänzchen abschneiden würde!". Er war sehr erschrocken, versuchte aber, sich nichts anmerken zu lassen und lachte nur. Dabei hatte er auf einmal das Empfinden, sein Glied sei taub. Als seine Frau sich umdrehte, berührte er schnell sein Glied und war zunächst beruhigt, als er sich davon überzeugen konnte, daß noch alles in Ordnung war. Es setzte sich aber der unangenehme Gedanke fest, seine Frau könnte ihn beim Verkehr beschädigen. Wir konnten bald herausfinden, daß das Zeremoniell im Badezimmer eine Zwangshandlung darstellte, die sich zur Beschwichtigung seiner Kastrationsangst der ,,Badezimmerszene" bediente: Rückwärts aus dem Badezimmer herausgehen vertrat symbolisch das Herausziehen des Gliedes aus der Scheide seiner Frau; sein Glied im Auge behalten bedeutete die Überprüfung der Intaktheit des Gliedes nach dem Herausziehen; die Berührung des Gliedes nach Schließung der Badezimmertür knüpfte an die taktile Vergewisserung des noch Vorhandenseins seines Gliedes an, als seine Frau sich in der Badezimmerszene einen Moment abgewandt hatte. Nachdem wir die Zusammenhänge soweit geklärt hatten, verloren sich die Zwangsbeschwerden. Eine weitere, vertiefte Klärung hätte sich an die Bemerkung des Patienten anschließen können, daß er kurz vor der Heirat einen Film gesehen hatte, in dem ein Mann eine Frau vergewaltigt hatte und dafür bestraft worden war. Jedoch war der Patient mit dem Ergebnis zufrieden. Da er von meinem Angebot, mich, wenn nötig, wieder aufsuchen zu können, keinen Gebrauch gemacht hatte, glaube ich annehmen zu können, daß die Symptomatik nicht wieder aufgetreten ist.

Solche hysterisch anmutenden Darstellungen von verdrängten, angstmachenden Episoden, die zwanghaft wiederholt werden müssen, sind meiner Erfahrung nach in der Tat selten zu beobachten. Wenn überhaupt, treten sie in Verbindung mit situationsunspezifischen Zwangsstörungen auf. Zur Illustration dieser Zusammenhänge kann noch einmal der oben beschriebene Fall des Patienten K. herangezogen werden. Die Zwangsbefürchtung, er könne einen Unfall an einem Lastwagen im Straßenverkehr verursacht haben, und die darauf bezogenen Überprüfungszwänge entpuppten sich letztlich als Umgestaltung einer Inzestszene, die er als Kind phantasiert hatte. Dabei war die Mutter für ihn wie ein mit unterschiedlichen Gütern beladener Lastwagen, der ihn einerseits sexuell erregte und den er andererseits sadistisch zu attackieren versuchte. Die Phantasie bezog sich auf verschiedene Kindheitserlebnisse. Er hatte mehrfach mitbekommen, wie die Eltern im Nebenbett sexuell verkehrten. Seiner Vorstellung nach ging es dabei um eine Bestrafung der Mutter. Er dachte, der Vater stieße die Mutter wütend hin und her. Gleichzeitig geriet er selbst in eine lustvolle Erregung, die er als verboten erlebte. Außerdem war er öfter Zeuge heftiger Streitereien der Eltern, die wiederholt damit endeten, daß der Vater die Mutter im Zustand großer Wut aus der Wohnung auf die Straße stieß. Und endlich hatte er oft gehört, wie der Vater die vom Einkauf zurückkehrende Mutter mit den Worten empfangen hat: Bist du wieder vollbeladen wie ein Lastwagen?

Diese einerseits lustvollen, andererseits angsterregenden und deshalb abgewehrten Kindheitserlebnisse waren im Verlauf der Feier mit den Kommilitonen bei dem Patienten wiederbelebt worden. Zu ihrer Abwehr setzten Kontrollzwänge ein, die in ihrer Beschäftigung mit der Lastwagen-Mutter noch Bestandteile der abgewehrten früherlebten Episode erkennen ließen.

Die Aufklärung dieser Episode hatte aber im vorliegenden Fall keine ausreichende kurative Wirkung. Erst als die in der Persönlichkeitsstruktur eingefangenen, psychodynamischen Zusammenhänge, die in dem beschriebenen generellen, zu einer Autonomie-Beweisnot führenden Ambivalenzkonflikt zwischen Gefügigkeit und Aufbegehren stecken, bearbeitet worden waren, konnte sich die Zwangssymptomatik auflösen (s. a. Lang 1986).

VII. Zwangscharakter

Eine Darstellung bzw. Besprechung des Zwangscharakters müßte eigentlich eine Klarstellung dessen vorausschicken, was die Psychoanalyse unter Charakter versteht. Das würde aber nicht nur den Rahmen der in diesem Buch zu lösenden Aufgabe sprengen, sondern auf prinzipielle, noch nicht überwundene, vielleicht unüberwindbare Schwierigkeiten stoßen.

Einen Einblick in die Vielzahl der Probleme und der offenen Fragen hat Hoffmann (1979) in seinem Buch ,,Charakter und Neurose'' gegeben. Ich werde mich hier auf eine kurze Darstellung beschränken, die lediglich die für das Gesamtverständnis der Zwangskrankheit unbedingt notwendigen theoretischen Überlegungen miteinbezieht, sich ansonsten aber möglichst nahe an den klinischen Vorgängen orientiert. Dabei werde ich die Begriffe Charakter und Charakterstruktur synonym mit Persönlichkeit und Persönlichkeitsstruktur gebrauchen.

Ganz allgemein gesehen kann unter Charakter die habituelle Art und Weise des Erlebens und Verhaltens verstanden werden. Der Psychoanalyse reicht aber eine solche Betrachtung nicht aus. Sie bezieht neben dem Aspekt des Habituellen, des relativ Konstanten auch den des Dynamischen mit ein. Das heißt, sie berücksichtigt beim Charakter auch, in welcher Art und Weise er durch Triebkräfte motiviert ist. Zwar kann auch damit die Entstehung des Charakters nicht erschöpfend erklärt werden, da auch noch andere Momente wie Begabung und angeborene Reaktionsbereitschaften berücksichtigt werden müssen. Der dynamische Gesichtspunkt ist aber, insbesondere wenn es um psychopathologische Probleme des Charakters geht, von überragender Bedeutung.

Überprüft man die Charakterzüge hinsichtlich ihrer Auseinandersetzung mit den Triebansprüchen, so kann man folgende Beziehungen feststellen:

1. In den Charakterzügen können sich Triebregungen in unterschiedlicher Gestalt durchsetzen. Darunter wären z. B. sublimierte Triebrealisierungen zu verstehen und mehr oder weniger deutliche triebhafte Verhaltensweisen.
2. Die Charakterzüge können habituelle Abwehreinstellungen oder Reaktionsbildungen gegen Triebregungen darstellen. Die von Freud beschriebene Überordentlichkeit würde eine solche Reaktionsbildung gegen willkürlich andrängende anale Tendenzen darstellen.
3. Die Charakterzüge können durch Ausfälle bzw. Hemmungen der Ich-Funktionen im emotionalen, kognitiven und motorischen Bereich gekennzeichnet sein.

Freud hatte bereits 1908 auf solche Zusammenhänge hingewiesen: ,,Die bleibenden Charakterzüge sind entweder unveränderte Fortsetzungen der ursprünglichen Triebe, Sublimierungen derselben oder Reaktionsbildungen gegen dieselben".

Der Charakter kann in seiner Gesamtheit jedoch nicht als additive Zusammenstellung einzelner Charakterzüge verstanden werden, sondern als ein die verschiedenen psychischen Strukturen integrierendes Ganzes, das durch eine relativ konstante ich-syntone Umgangsweisen mit der Innen- und der Außenwelt (in den Objektbeziehungen) als etwas Einmaliges in Erscheinung tritt.

Die Charakterstrukturierung vollzieht sich Schritt für Schritt im Verlauf der kindlichen Entwicklung in der Auseinandersetzung mit den phasenspezifischen psychosozialen Konflikten. Dabei entscheidet sich, ob es zur Entwicklung eines neurotischen Charakters kommt. Die Frage, wann von einem gesunden und wann von einem neurotischen Charakter gesprochen werden kann, ist schwer zu beantworten. Die Abgrenzung ist nicht eindeutig, und die Übergänge sind fließend. Das gilt auch für die Unterscheidung von Charakterneurose (neurotischem Charakter) und Symptomneurose. In der Regel geht man davon aus, daß die Symptomneurose umschriebene Symptombildungen aufweist, die wie ein Fremdkörper wirken, die ich-dyston sind und als störend bzw. krankhaft erlebt werden, während die Charakterneurose aus Verhaltens- und Erlebenseigentümlichkeiten besteht, die eher ich-synton sind und nicht als störend oder gar krankhaft angesehen werden. Auch hier lehrt die klinische Erfahrung, daß es fließende Übergänge gibt.

Hoffmann diskutiert drei Möglichkeiten im Verhältnis von Symptom- zur Charakterneurose:

1. Charakter als alternative Entwicklung zur Symptomneurose. Die Konflikte werden ich-synton verarbeitet. Der Mensch wird nicht krank.
2. Charakter als parallele Entwicklung zur Symptomneurose. Die Konflikte werden ebenfalls ich-synton verarbeitet, das Ergebnis ist jedoch individuell und sozial unzureichend. Es entsteht ein neurotischer Charakter oder eine Charakterneurose („Charakter als Abwehr der Neurose").
3. Charakter als Basis der Symptomneurose. Wenn die charakterliche Verarbeitung unzureichend ist, kommt es, ausgehend von Punkt 2, zu einer Bildung ich-dystoner Symptome, die in einer engen Beziehung zur grundlegenden Charakterstruktur stehen.

Diese Einteilung überträgt Hoffmann auf eine von ihm herausgestellte Unterscheidung von Analcharakter, Zwangscharakter und Zwangsneurose, wobei er folgende spezielle Annahmen macht:

1. Der Analcharakter im klassischen Sinne (Trias) ist eine Persönlichkeitskonfiguration, die ich-syntone Lösungen, insbesondere analer Konflikte erkennen läßt; diese Lösungen sind stabile und angepaßte. Das wäre die alternative Entwicklung eines zwanghaften Charakters zur Neurose. Ein Übergang in die Neurose ist nicht zu erwarten. Nichts spricht dafür, daß durch diese Charakterbildung eine Zwangsneurose abgewehrt wird.
2. Der Zwangscharakter ist eine schlecht angepaßte Charakterbildung. Seine Nähe zur Zwangsneurose ist durch die laufende charakterliche Integration von Symptomen, die rationalisiert werden (das führt zur Ich-Deformierung oder Ich-

Verzerrung) gegeben. Es kann bei dieser Parallelentwicklung eines Zwangscharakters zur Neurose – als Abwehr eben dieser Neurose – bleiben, oder es erfolgt
3. der Übergang in die ich-dystone Zwangsneurose. Hier ist der Zwangscharakter dann in der Tat die Basis der Neurose. Daneben ist die direkte – vom Charakter unabhängige – Neurosenentstehung denkbar, aber klinisch unwahrscheinlich.

Aufgrund eigener klinischer Erfahrungen bin ich zu der Ansicht gelangt, daß man den Analcharakter im Sinne der Beschreibung Freuds von 1908 zwar als eine sozial erfolgreiche stabile Lösung bestimmter, während einer Entwicklungsphase zur Strukturierung anstehender Triebkonflikte anzusehen hat, daß damit aber nicht eine dauerhafte sozial erfolgreiche Stabilität *garantiert* ist. Unter den von mir behandelten Zwangskranken habe ich auch Patienten kennengelernt, die ich bezüglich ihrer prämorbiden Charakterstruktur als Analcharakter beschreiben müßte, die aber in bestimmten Situationen ihren im Charaktergefüge erreichten sozialen Erfolg infrage gestellt sahen und sich durch Veränderung in Richtung Zwangscharakter oder Zwangssymptomatik eine neue Orientierung suchen mußten. Eine ähnliche Meinung vertritt auch Meyer, wie Hoffmann (1979) im einzelnen dargelegt hat.

Wenn man der These folgt, daß der Analcharakter eine Beschreibung unter dem Aspekt des sozialen Erfolges, der Zwangscharakter eine Beschreibung unter dem Aspekt des sozialen Mißerfolges darstellt, wobei ersterer mehr mit der Sublimierung, letzterer mehr mit der Reaktionsbildung zu tun hat (Hoffmann 1979), dann ist damit auf ein intrapsychisches Gleichgewicht angespielt, das zwischen verschiedenen Kräften hergestellt werden muß und gefährdet werden kann. Das sind zum einen die Triebkräfte, zum anderen die Umwelt mit den signifikanten Anderen, die später im Über-Ich wirksam sind, und zum dritten die durch Reifung zur Verfügung gestellten, in den Objektbeziehungen gestalteten Ich-Möglichkeiten, die zwischen Trieb und Umwelt bzw. Über-Ich zu vermitteln haben, wobei auch triebdefensive (Abwehr-) Leistungen einbezogen werden. Insgesamt gesehen geht es beim neurotischen Charakter um die gleiche Dynamik wie beim neurotischen Symptom. Das intrapsychische Gleichgewicht kann bei Verschiebung des Kräfteverhältnisses durch Stärkung oder Schwächung der einen oder anderen Seite seine Balance verlieren und eine neue Lösung in Form des Zwangscharakters bzw. des Zwangssymptoms notwendig machen.

Diese psychodynamische Sicht bezieht natürlich auch die Möglichkeit ein, daß eine Balance in einem Analcharakter so stabilisiert bzw. festgefügt ist, daß mit einer Labilisierung unter den üblichen Umständen, die das Leben bietet, nicht zu rechnen ist.

In der Praxis ist kaum zwischen Analcharakter und Zwangscharakter unterschieden worden, jedoch sehr früh deren zur Zwangssymptomatik disponierende Bedeutung erkannt und betont werden. Anfänglich hatte sich die Psychoanalyse mit großem Eifer der Analyse von Einzelsymptomen gewidmet. Ursprünglich herrschte die Meinung vor, das Neurosesymptom entstamme einem Konflikt, der gleichsam wie eine Insel innerhalb einer sonst gesunden Persönlichkeit existiere. Diese Meinung findet bei Freud (1905) in einer seiner ersten Schriften über die psychoanalytische Behandlung noch ihren Niederschlag. Dort äußert er, daß eine Voraussetzung zur Behandlung einer Neurose ein einigermaßen verläßlicher

Charakter sei. Im weiteren Verlauf der Psychoanalyse vollzog sich aber eine Entwicklung, die immer mehr von einer Symptomanalyse weg- und zur Analyse des Charakters hinführte. Freud hat selbst sehr bald mit der Erkenntnis, daß der Patient sich mit allerlei Widerständen dem therapeutischen Versuch, verdrängte Triebwünsche ins Bewußtsein zu heben, widersetzt, diese Entwicklung eingeleitet. Außerdem waren es insbesondere Abraham (1925), Fenichel (1945), Reich (1933) und Schultz-Hencke (1957), um nur einige wichtige Namen zu nennen, die sich mit der Frage des neurotischen Charakters bzw. der neurotischen Charakterstruktur beschäftigt haben. Reich (1933) wies darauf hin, daß die Grundlage der Symptomneurose immer in einem neurotischen Charakter besteht.

Fenichel (1945) schrieb dazu: ,,Charakterstörungen sind nicht nur eine schwer faßbare Neuroseform, die ein letztes Kapitel einer ,,speziellen Neurosenlehre'' verdient, sondern alle Neurosen wachsen auf einer charakterlichen Basis, auf einer besonderen Art des Ichs, sich mit der Außenwelt und den Trieben auseinanderzusetzen''. So wurde auch die Disposition zur Bildung von Zwangssymptomen im zwangsneurotischen Charakter gesehen.

Ich bin bei meinen Ausführungen ebenfalls davon ausgegangen, daß die zwangsneurotische Symptombildung auf dem Boden einer disponierenden Charakter- bzw. einer disponierenden Persönlichkeitsstruktur entsteht.

Die zwangsneurotischen Charakterzüge sind psychodynamisch wie die Zwangssymptome aufgebaut. Sie lassen wie diese ihre Herkunft aus der Zeit der ersten (2./3. Lj.) Auseinandersetzung mit den anal-erotischen und anal-sadistischen Triebregungen sowie der Autonomiebestrebung mit der Umwelt erkennen. Dabei kommt es im Zusammenhang mit der Forderung nach bestimmten sozialen Leistungen zu charakteristischen Erlebniskategorien, die in der Auseinandersetzung mit dem sozialen Umfeld innerhalb der Objektbeziehungen jeweils erfahren, erprobt und akzentuiert werden. Solche Erlebniskategorien sind schon von Freud unter dem Sammelbegriff ,,zwangsneurotische Trias'' (ordentlich, sparsam, geizig) beschrieben, später vor allem von Erikson (1970) und Schultz-Hencke (1951) weitergeführt worden. Es geht dabei jeweils um die Akzentuierung innerhalb eines zwiespältigen polaren Erlebens, wobei jeder Pol überakzentuiert und damit konfliktträchtig werden kann. In dieser Zeit wird sich das Kind z. B. – modellhaft zu sehen bei der Sauberkeitserziehung – entweder mehr dahin orientieren, herzugeben oder mehr dahin, zurückzuhalten. Beide Erlebniskategorien und die dementsprechenden Verhaltensmodalitäten enthalten wichtige soziale Ich-Leistungen. Die freie Handhabung sowohl des Hergebens als auch des Zurückhaltens kennzeichnet den autonomen selbständigen Menschen. Beide Modalitäten können unter der Sauberkeitserziehung entgleisen. Ein hemmungsloses Hergeben kann sich zu einem gefügigen Verausgaben und ein hemmungsloses Zurückhalten zu einem maßlosen Geiz auswachsen. Analoges gilt für andere Erlebnispolaritäten: sich gehenlassen versus sich beherrschen; spontan, willkürlich sein versus ordentlich, korrekt, sauber sein; sich anpassen, unterordnen versus sich widersetzen u. a. Dabei entsteht unter den polaren Strebungen ein konflikthaftes Verhältnis, das dazu führen kann, daß das bewußte Verhalten, z. B. eine Überordentlichkeit, die polare Tendenz der spontanen Willkürlichkeit ins Unbewußte abwehrt. Die Entwicklung dieser polaren sozialen Ich-Orientierungen können insgesamt als Variationen der Entwicklung der Fähigkeit gelten, nach eigenem Wollen unter vernünftiger Abwägung der Gesamtsituation selbstbestimmend, autonom handeln zu können. In ihnen wird mit Hilfe der herangereiften Motorik innerhalb der Objektbeziehungen bzw. der Interaktion mit der Umwelt, entweder eine bewußtseinsfähige Autonomie in freier Handlungsführung zur Entfaltung kommen, etwa im sinnvollen freien, nicht reaktiv gebundenen Einsatz der sozialen Modalitäten von Hergeben und Zurückhalten, von Sich-Gehenlassen und Beherrschen usw., oder eine pervertierte, unbewußte Weise des Autonomiebestrebens entstehen, z. B. im latenten, prinzipiellen, blinden, sinnlosen Sich-Verweigern und Aufbegehren, wobei jedoch bewußt eine gegensätzliche Einstellung, z. B. die des gefügigen Unterwerfens und der betonten Folgsamkeit vertreten werden kann.

Bei einer Beschreibung des Zwangscharakters wird meist auf die Freudsche Trias zurückgegriffen. Freud (1908) schreibt dazu: ,,Jedes dieser Worte deckt eigentlich eine kleine Gruppe oder Reihe von miteinander verwandten Charakterzügen. ‚Ordentlich' begreift sowohl die körperliche Sauberkeit als auch Gewissenhaftigkeit in kleinen Pflichterfüllungen und Verläßlichkeit; das Gegenteil davon wäre: unordentlich, nachlässig. Die Sparsamkeit kann bis zum Geiz gesteigert erscheinen; der Eigensinn geht in Trotz über, an den sich leicht Neigung zur Wut und Rachsucht knüpfen."

Die angeführten Charakterzüge lassen sich unmittelbar von den oben erwähnten psychosozialen Entwicklungsprozessen ableiten. Der Versuch, diese Charakterzüge ausschließlich triebtheoretisch zu erklären muß jedoch vom heutigen Standpunkt als unzureichend beurteilt werden. Das gilt vor allem für den Eigensinn, der bis zum Trotz ausarten kann. Zu seinem Verständnis trägt wesentlich bei, was über die ,,Autonomiebeweisnot" des Zwangskranken gesagt wurde. Auch im Zwangscharakter drückt sich der Konflikt zwischen Aufbegehren und Unterwerfung aus, der durch die Tendenz, sich zu verselbständigen auf der einen Seite und dem als Gegentendenz erlebten Bedürfnis, sich einer Sicherheitsbeziehung zu unterwerfen, auf der anderen Seite, motiviert ist.

Diese kontroversen Tendenzen sind sehr handlungsnahe, so daß ein grobambivalentes Verhalten entstehen kann, wie das oben angeführte Beispiel zeigt. Der Zwangsstrukturierte bemüht sich um Sicherheit durch Verharren, Genauigkeit, Rigidität, Kontrollieren, Vermeiden von Emotionen und Affekte, die zu Veränderungen führen können, wobei er ängstlich, zaudernd, unentschlossen, zweifelnd und skrupelhaft ist. Er vermeidet das Risiko emotionaler Bewegtheit. Der Stillstand ist jedoch kein passiver, sondern ein äußerst spannungsgeladener, in dem Impuls und Abwehr, gleichermaßen mit großer Energie geladen, sich gegenseitig in Schach halten. Es ist so, als ob der Druck eines ständig wirkenden vergewaltigenden ,,du mußt" von dem heftigen ständig widerstrebenden Gegendruck eines ,,ich will nicht" zu einem alle Kräfte bindenden und verschleißenden Stellungskrieg führt.

Beispiel: Der Patient B. muß am Abend eine schriftliche Arbeit erledigen, weil er sie termingerecht am nächsten Morgen abzuliefern hat. Er setzt sich an den Schreibtisch, wobei er von größtem Widerwillen gegen die Arbeit erfaßt wird. Er versucht, gegen den Widerwillen anzugehen, greift aber nach einer Zeitung, die in der Nähe liegt und blättert bei dem Gedanken darin herum, die Tagesnachrichten studieren zu müssen, ruft sich nach einem Moment wieder zur Ordnung, nimmt die Akte, sieht, daß sich an einer Ecke des Deckels ein Stück gelöst hat, holt eine Tube Klebstoff und klebt das gelöste Stück sorgfältig wieder an, steht dann auf, geht ins Bad, wäscht sich die Klebstoffreste von den Fingern, wäscht sich dabei aber – da er nun einmal im Bad ist – gründlich die Hände und säubert seine Fingernägel, setzt sich dann wieder an den Schreibtisch, greift zum Bleistift, stellt fest, daß er gespitzt werden könnte, spitzt ihn, spitzt gleichzeitig zwei weitere bereitliegende Bleistifte, legt sie fein säuberlich in eine Reihe hin, sagt sich, daß er endlich mit der Arbeit beginnen müsse, spannt dabei die Muskulatur an, ballt die Fäuste und krümmt die Füße, spürt in diesem Moment, daß die Schuhe nicht festgeschnürt sind, schnürt sie zu, stellt gleichzeitig fest, daß die Schuhe nicht auf Hochglanz poliert sind, geht in den Keller, putzt die Schuhe, überprüft gleichzeitig alle anderen Schuhe und putzt sie sorgfältig usw. usw. Nach drei Stunden hat er nichts an seiner Arbeit getan, zu deren Erledigung er sich an den Schreibtisch gesetzt hatte. Er ist erschöpft und hat das Gefühl, versagt zu haben.

Es ist deutlich zu sehen, wie der Patient sich hin- und hergerissen fühlt. Auf der einen Seite versucht er, sich zu fügen, versucht sich den gestellten Aufgaben zu unterwerfen. Auf der anderen Seite sind ununterbrochen Gegenimpulse am Werke, die dazu führen, daß er etwas anderes macht, dieses andere dann aber wieder so genau und so übertrieben ausführt, daß es wie eine Karikatur wirkt. Es ist, als ob der Patient die Forderung seiner früheren Erzieher und seines eigenen Über-Ichs in ,,hinterhältiger Weise'' durch sinnentleerendes Wörtlichnehmen, durch sklavische Erfüllung am falschen Ort und zur falschen Zeit ad absurdum führen will. Die Ambivalenz des Zwangsstrukturierten bezieht sich nicht nur auf anale Themen, wie es im beschriebenen Fall durch den Umgang mit der Leistungsanforderung dokumentiert ist, sondern kann auch die Einstellung zur Oralität und Sexualität betreffen. Im Falle des Pat. K. zeigte sich die Ambivalenz zur Oralität in einem Wechsel von Fastenzeiten und ,,Freßdurchbrüchen''. Was den sexuellen Bereich anbetrifft, so habe ich feststellen können, daß ein zwanghaftes Verhalten in der sexuellen Beziehung häufig mit isolierten anal-sadistischen Impulsrealisierungen einhergeht.

VIII. Psychogenese (Entwicklungsgeschichte)

Der Versuch, psychodynamische Eigenarten aus dem Verlauf bestimmter frühkindlicher Entwicklungsvorgänge abzuleiten, ist nicht unproblematisch. Wiederholt ist er sogar als Phantasterei abgetan worden. Jedoch allein die Tatsache, daß die Psychodynamik der Zwangsneurotiker von solchen Vorgängen bestimmt ist, die auch eine bestimmte Entwicklungsphase des Kindes beherrschen, lassen es legitim erscheinen, nach den Beziehungen beider zueinander zu forschen. Die Annahme, daß der Verlauf bestimmter frühkindlicher Entwicklungsschritte Dispositionen für bestimmte Erkrankungen schaffen kann, ist in den letzten Jahrzehnten durch Direktbeobachtungen an Kindern gestützt worden (z. B. Spitz 1967, Mahler u. a. 1980).

Ich erwähne hier lediglich noch einmal die entwicklungspsychologischen Untersuchungsergebnisse Mahlers über die Wiederannäherungsphase des Kindes (2. bis 3. Lj.). Sie unterstreichen, daß das Kind in diesem Entwicklungsabschnitt „als losgelöstes autonomes Wesen in Erscheinung" tritt (Mahler et al. 1980). Mit der Beschreibung der Wiederannäherungsphase und ihrer möglichen Verläufe hat Mahler eindrucksvoll darauf hingewiesen, daß das Schicksal der Autonomieimpulse sich vor allem in dieser Zeit entscheidet. Zwar gibt es auch schon in der vorangehenden oralen Phase Anzeichen von Autonomieregungen etwa in Form der Essensverweigerung (Abwendung des Kopfes; Weigerung, den Mund zu öffnen). Jedoch hat jede Entwicklungsphase ihre zentrale spezielle Entwicklungsaufgabe und dabei auch ihre spezielle Verletzlichkeit. Aufgrund der Tatsache, daß im 2. bis 3. Lebensjahr die Motorik heranreift und sich damit verbunden Bewegungs- und Handlungsmöglichkeiten ergeben, sowie aufgrund der Notwendigkeit, im Umgang mit der Objektwelt soziale Verhaltensweisen zu entwickeln, rückt das Problem, wie Autonomie im Rahmen einer notwendig gebrauchten sozialen Einordnung erworben werden kann, ganz in den Vordergrund. Dabei kann es auch zu jener Konstellation kommen, die ich bei der Erörterung der Psychodynamik des Zwangsneurotikers als Autonomiebeweisnot beschrieben habe.

Ich weise hier nur am Rande darauf hin, daß eine solche Entwicklung zur Autonomiebeweisnot sich nachträglich auch im oralen Bereich „austoben" kann, wie z. B. bei der Anorexia nervosa, in der die Patienten gerade den oralen Bedürfnissen gegenüber „absolut" autonom sein wollen. Des weiteren kann die Fixierung an die pervertierte Autonomieeinstellung die weitere Entwicklung beherrschen und in der ödipalen Phase das Erleben mehr oder weniger unter das Primat des Autonomieerlebens stellen.

Die Autonomieproblematik des Zwangsneurotikers tritt ganz offensichtlich durch seine Handlungsstörung in Erscheinung, die mit der Einstellung verbunden ist „ich kann mich auf meine Handlungsführung nicht verlassen". Unter Gesichtspunkten der Triebpsychologie und der Ich-Selbst-Psychologie läßt sich dieses Erleben darauf beziehen, daß:

1. eine Hemmung des motorisch-aggresiven Impulsgeschehens stattgefunden hat, so daß es an spontaner Aktivität und Handlungsfreiheit mangelt;
2. subjektiv die Erfahrung gemacht wurde, jedes Handeln hat destruktiven Charakter;
3. die Unterdrückung der motorisch-aggressiven Regungen keine totale Ausschaltung erzielt hat, so daß aggressive Impulse willkürlich ins Erleben einbrechen können;
4. eine unbewußte archaisch-aggressive Phantasiewelt entstanden ist;
5. eine Fixierung an magische Erlebensweisen stattgefunden hat.

Die Frage nach der Bedeutung der Umwelteinflüsse insbesondere von Seiten der signifikanten Anderen darf nicht von der naiven Einstellung ausgehen, daß sich die frühen Erfahrungen direkt als jene psychodynamischen Eigenarten, die bei Zwangsneurotikern zu beobachten sind, im Sinne einer 1 : 1-Beziehung niederschlagen. Inzwischen liegen aber zahlreiche Beobachtungen vor, die in eine bestimmte Richtung weisen, so daß man sie nicht übersehen, sondern versuchen sollte, sie im therapeutischen Umgang mit den Kranken zu bedenken und in die theoretischen Vorstellungen einzuordnen. Die Untersuchungen weisen zum einen darauf hin, daß in der Kindheit von Zwangsneurotikern ein einengender, zwanghafter, blinden Gehorsam fordernder Einfluß in Form strenger, rigider, liebloser, formalistischer und willkürlicher Erziehung vorherrschte (Rüdin 1952, Schwidder 1954/55, 1972, Quint 1971, Benedetti 1974), zum anderen auf den zum Teil extremen Widerspruch in dem Erziehungsstil, bei dem z. B. einerseits sklavischer Gehorsam formalistischen Anordnungen gegenüber verlangt, andererseits ein gegenteiliges, völlig willkürliches Verhalten vorgelebt wird.

Liegen solche Umweltbedingungen vor, so können sie dazu beitragen daß es zu der beschriebenen Notlage des Zwangsneurotikers kommt.

Unter anderer psychoanalytischer Formulierung läßt sich sagen, daß vom Kind einerseits die Sicherheit vermittelnde Beziehung zum mütterlichen Objekt zu sehr mit Beschränkung freier, autonomer Bewegungsmöglichkeit und andererseits die freiere Bewegung implizierende Beziehung zum Vater zu sehr mit dem Verlust der Sicherheit erfahren wurde.

Daß eine „erblich zumindest mitbedingte Verursachung der Zwangsneurose" (Rüdin 1953) anzunehmen ist, wird auch von psychoanalytischer Seite angenommen. Diese Annahme macht aber Untersuchungen über psychodynamische Zusammenhänge nicht überflüssig, sollte vielmehr als Herausforderung verstanden werden, das Zusammenspiel von psychosozialen und biogenetischen Faktoren im Sinne einer Ergänzungsreihe sorgfältig zu studieren.

IX. Intersubjektaler (interpersonaler) Aspekt

Ein zentraler Unterschied zwischen der ursprünglichen Verhaltenstherapie und der Psychoanalyse besteht darin, daß erstere sich ausschließlich mit dem äußeren Verhalten des Patienten beschäftigt, während letztere davon ausgeht, daß eine intrapsychische Welt (Repräsentanzenwelt) des Patienten, die aus den frühen Objektbeziehungen durch Internalisierungs- bzw. Identifikationsvorgänge entstanden ist und zur Strukturierung der Psyche beigetragen hat, das Verhalten, insbesondere auch das interpersonelle, bestimmt. Das bedeutet, daß die beschriebenen innerseelischen Vorgänge sich auch in mannigfaltiger Weise im Umgang des Zwangskranken mit seiner Umwelt wiederfinden lassen.

Orientiert man sich an der Symptombildung, dann beeindruckt, daß der intrapsychische Machtkampf zwischen Zwangsimperativ und aufbegehrendem aber unterliegendem Willen mit Unerbittlichkeit auch in der interpersonalen (Außen-) Beziehung geführt wird. Zeigt sich das bei leichteren bis mittelschweren Zwangskrankheiten daran, daß die Patienten sich durch die Umwelt und durch die Mitmenschen nicht an der Ausführung ihrer Zwänge hindern lassen, sondern sie über alle durch die Realität hergestellten Hindernisse rücksichtslos durchboxen, so findet man bei schweren Fällen eine Zuspitzung des Machtkampfes darin, daß die Patienten von den Mitmenschen nicht nur eine völlige Unterordnung und Aufgabe ihrer eigenen Belange fordern, um ihren Zwängen nachgehen zu können, sondern sie auch zwingen wollen, sich aktiv an der Ausübung der Zwangshandlungen zu beteiligen.

Einen extremen Fall einer solchen Herrscher-Sklaven-Beziehung haben Delkeskamp und Meyer (1967) unter der Bezeichnung ,,Symbiotische Neurose'' beschrieben. Anhand eines Falles schildern sie, wie ein Ehemann sein Leben ohne Widerstand sklavisch ganz und gar in den Dienst der Zwänge der Ehefrau gestellt hat.

Ich habe solche Zustände im Verlauf jahrelanger Beschäftigung mit der Zwangskrankheit öfter zu sehen bekommen. Vor einigen Monaten suchten mich ein 25jähriges Mädchen mit seinen Eltern auf. Es litt an einer ausgeprägten Zwangskrankheit. Der Vater brachte eine dicke Akte mit, in der Aufzeichnungen aus mehreren Jahren enthalten waren, die belegten, daß er in dieser Zeit den ganzen Tagesablauf im Dienste der Patientin kontrolliert hatte. Im Auftrag der Tochter hatte er minutiös aufgezeichnet, wann die Patientin aufgestanden war, wie lange sie für das Anziehen gebraucht hatte, wann und wie lange sie gefrühstückt hatte, wann sie geduscht, die Haare gewaschen, neue Wäsche angelegt, die Fingernägel gesäubert hatte usw. usw. Der Vater teilte mir resigniert mit: Was soll ich machen? Ich habe meinen Beruf und meine Bekannten vollständig vernachlässigt, um meiner Tochter bei ihren Zwängen zu helfen.

64   Intersubjektaler (interpersonaler) Aspekt

Die beiden Fälle stellen Extrembeispiele einer bestimmten zwangsneurotischen Interaktionsform dar, die zu einer anhaltenden Beziehungsweise werden kann, wenn die Partner aufgrund eigener Pathologie dem pathologischen Verhalten der Patienten entgegenkommen. Man könnte hier von klassischen sado-masochistischen Beziehungen sprechen, in denen die Zwangskranken für ihre sadistischen und die Partner für ihre masochistischen Bedürfnisse gleichermaßen Befriedigung erzielen.

In der Regel wird aber diese feste Rollenverteilung nicht durchgehalten, sondern es kommt immer wieder, zumindest durchbruchshaft, bei beiden zu einem Wechsel zwischen sadistischen und masochistischem Verhalten oder zu ihrem gleichzeitigen Auftreten.

So ließen sich die Eltern des Patienten G. zeitweise von den Zwangssymptomen ihres Sohnes tyrannisieren, wobei sie ihren ganzen Tagesablauf darauf einrichteten, um dann immer wieder in heftige körperliche Auseinandersetzungen mit ihm zu geraten. Es kam vor, daß sie versuchten, ihn aus dem Badezimmer zu zerren, wenn er abends im Bad seine Zwangskontrollen durchführte und trotz wiederholter, durch tagelanges Stillhalten aufgereizt-wütender Aufforderung, endlich einmal mit dem „Quatsch" aufzuhören und das Bad frei zu geben, weiter kontrollierte. Der Patient hielt sich dann, zwanghaft Kontrollworte vor sich hinsprechend, mit beiden Händen an der Wasserleitung fest, was die Eltern so rasend machte, daß sie schreiend auf ihn einschlugen und an ihm herumzerrten, während er um so lauter seine Zwangsformulierungen deklamierte und um so heftiger die Eltern von sich abzuschütteln versuchte.

Die sado-masochistischen Interaktionen zeigen sich jedoch nicht nur bei den Zwangssymptomen. Sie können bei Zwangscharakteren zum Grundmuster der gesamten interpersonellen Beziehung werden. Willi (1975) hat sie zum Teil bei der Erörterung von Partnerwahl und Partnerkonflikten als anal-sadistische Kollusion beschrieben.

Die Vielfalt der möglichen Erscheinungsformen anal-sadistischer bzw. zwanghafter interpersoneller Beziehungen läßt sich systematischer darstellen, wenn man von den psychogenetischen und psychodynamischen Gesichtspunkten ausgeht. Unter diesen Gesichtspunkten hatte ich beschrieben, daß der Zwangskranke in einer Autonomiebeweisnot steckt, die sich in einem Konflikt zwischen Unterwerfung und Aufbegehren bezüglich verschiedener sozialer Aufgaben ausdrückt. Daraus entstehen interpersonelle Beziehungen, in denen der Zwangsstrukturierte dem Partner bestimmte Rollen zuzuweisen versucht. Wenn der Partner aufgrund komplementärer neurotischer Orientierung die Rollenzuweisung annimmt, kann es zu einem länger dauernden funktionierenden Zusammenspiel kommen. Dabei entstehen, je nachdem, um welche soziale Leistungen es geht, charakteristische Beziehungsbilder.

Wenn sich jedoch jemand der Rollenzuweisung bzw. dem funktionalen Anspruch des zwangstrukturierten Patienten widersetzt, kann es zu heftigen Auseinandersetzungen kommen, die nicht selten bis aufs Blut ausgetragen werden.

Eindrucksvoll ist zu beobachten, wie manche Beziehungen durch ständiges sadistisches Attackieren von beiden Seiten als quälende Dauerzustände aufrechterhalten werden. Bei genauerer Betrachtung kann man oft Folgendes feststellen: Zum einen wird der sadistische Kampf zwar mit Brutalität durchgeführt, überschreitet aber doch nicht die Grenze, jenseits derer alles zerstört würde, und zum anderen läßt sich bei beiden Akteuren erkennen, daß hinter dem nach außen in Erscheinung tretenden sadistischen Gehabe eine masochistische Haltung verborgen ist, die zur Befriedigung den Sadismus des Partners braucht und so zur Aufrechterhaltung der pathologischen Beziehungsweise beiträgt.

Der grobambivalente Konflikt des Zwangsneurotikers zeigt sich in verschiedenen Bereichen. So steht Aktivität gegen Passivität, Beherrschen gegen Beherrschtwerden, Sadismus gegen Masochismus, Selbstkontrolle gegen Verwahrlosung, Ordnung gegen Unordnung, Sauberkeit gegen Beschmutzung, Sparsamkeit gegen Verschwendung usw. In der interpersonalen Beziehung versucht der Zwangsneurotiker diesen Konflikt dadurch zu lösen, daß er die eine Seite der ambivalenten Einstellung in die Beziehungsperson verlagert. So kann er die weniger gefürchtete Seite im sozialen Verhalten ausagieren und die angsterregende am anderen kontrollieren und bekämpfen. Aber selbst wenn er einen Partner findet, der aus eigener komplementärer neurotischer Orientierung mitspielt, bleibt dieses Bezugssystem labil, weil die Lösung des intrapsychischen Konfliktes durch Verlagerung auf den anderen vom Mitspiel des Partners abhängig und damit nicht gesichert ist.

Mit meinen bisherigen Ausführungen habe ich zum Ausdruck gebracht, daß zwangsstrukturierte Patienten sich so verhalten, daß sie in einem kampfgeladenen Spannungszustand mit der Umwelt verbleiben. Man könnte es bei der Erklärung belassen, daß hier ein latenter Masochismus am Werk ist, den der Zwangsstrukturierte durch Provokation von sadistischen Reaktionen in der Umwelt zu befriedigen versucht, wobei er nach dem narzißtischen Motto lebt: Viel Feind, viel Ehr! Eine genauere entwicklungspsychologische Betrachtung führt jedoch noch auf eine andere Spur, die das Verständnis, das der Zwangsstrukturierte von sich selbst hat, betrifft. Es läßt sich feststellen, daß sein Selbst- bzw. Identitätsgefühl an das Opponieren und Aufbegehren gebunden ist. Um sich seiner Existenz sicher sein zu können, ist der Zwangskranke deshalb auf den Gegendruck der Umwelt bzw. der eigenen Abwehrbemühungen angewiesen.

X. Differentialdiagnostische Erwägungen

1. Zwang und Phobie

Die Beziehung zwischen Zwang und Phobie ist sehr eng. Sie zeigt sich allein schon an dem vielfach noch verwendeten Begriff „Zwangsbefürchtung". Die Abgrenzung zwischen beiden psychopathologischen Erscheinungsformen scheint schwierig zu sein. Sie ist unter verschiedenen Aspekten vorgenommen worden.

Man könnte wie Hoffmann (1980) das Ausmaß der bewußten Angst zum Unterscheidungskriterium machen. Je stärker das erlebte Angstmoment, desto eher wäre dann von einer Phobie und nicht vom Zwang zu sprechen.

Daneben sind Unterscheidungen mit Hilfe der Angstverarbeitungsweise bzw. der Angstabwehrbemühungen unternommen worden. Der gemeinsame Ausgangspunkt kann – wie bei allen Psychoneurosen – in einem unterdrückten Impuls gesehen werden, dessen Andrängen angsterregend ist. Bei der Phobie wird die Abwehr und Verarbeitungsweise der Angst darin gesehen, daß die angstmachenden psychischen Impulsinhalte nach außen verschoben werden und gleichzeitig eine Umkehr der Wirkungsrichtung erfahren: So werden z. B. eigene Aggressionen, die ursprünglich gegen ein Objekt gerichtet waren, in die Außenwelt verlagert und dann als gegen die eigene Person gerichtet erlebt. Der Nutzen dieser Abwehrbemühungen liegt darin, daß nach Verschiebung der Angst sekundär etwas Konkretes befürchtet wird, das nun gemieden werden kann. Das erfolgreiche Vermeiden ist ein Charakteristikum des Phobikers. Der Phobiker versucht, Angstfreiheit zu erreichen, indem er innerhalb des ihm zur Verfügung stehenden Raumes operiert, letztlich „das Angstobjekt durch räumliche Distanznahme" meidet (Benedetti 1974).

Beim Zwangsneurotiker ist die Angst immer auch auf die aus seiner Handlungsambivalenz entstandene Selbstunsicherheit bezogen. Aus der Fixierung an die kontroversen Tendenzen „müssen" versus „nicht wollen" bleibt das Angstmachende immer weitgehend in ihm selbst. Auch dann, wenn der Zwangsneurotiker seine Angst durch Verschiebung auf ein Objekt oder eine Außensituation zu einer konkretisierten Furcht umzugestalten versucht, schafft er es nicht, sich auf diese Weise zu „entschuldigen". Darüber hinaus kann er nicht wie der Phobiker das Gefürchtete erfolgreich vermeiden. Er ist nicht in der Lage, die Handlung „Vermeiden" mit Erfolg abzuschließen. Erfolgreich Vermeiden ist eine Umgangsform, die erst auf einer bestimmten Höhe psychischer Organisation möglich ist. Voraussetzung dafür ist, daß eine Differenzierung zwischen dem, was vermeidet, und dem, was vermieden werden soll, stattgefunden hat. Diese Differenzierung muß sich im handelnden Umgang vollzogen haben, wenn das Vermeiden als erfolgreicher Handlungsvorgang wirksam werden soll. Das ist beim Phobiker im Prinzip der Fall. Dessen Handlungsablauf ist mit dem Erleben, etwas erfolgreich abgeschlossen zu haben, verbunden. Er ist in seinem Handeln mit sich selbst identifiziert. Er ist der erfolgreiche Vermeider schlechthin. Er gewinnt durch das Vermeiden Angstfreiheit aufgrund der Gewißheit, das Angstmachende erfolgreich vermieden zu haben. Der Zwangsneurotiker, dessen Handlungsstörung auf einer psychogenetisch früheren Organisationsstufe eingesetzt hat, ist in seinem Handeln nicht mit sich identifiziert. Er kann nicht eigentlich vermeiden, weil er die Handlung ,,Vermeiden'' ebenso wenig wie andere Handlungen erfolgreich abzuschließen vermag.

So hatte die Patientin S. versucht, die befürchtete Zwangsvorstellung, sie habe mit spitzen Gegenständen Schimpfworte in die Wände eingekratzt, dadurch zu umgehen, daß sie um alle Gegenstände, die zu solchem Tun geeignet waren, wie z. B. Bleistifte, einen großen Bogen machte. Die Befürchtung konnte aber durch diese Handlung nicht ausgeschaltet werden. Sie wandelte sich in der Patientin zu der Frage um: Ob ich auch wirklich daran vorbeigegangen bin? Sie fand keine Sicherheit. Die Befürchtung blieb aus Gründen ihres Zweifels am Handlungserfolg wirksam.

2. Zwang und Schizophrenie

Bei den ersten Untersuchungen und Therapien, die ich mit zwangsneurotischen Patienten durchgeführt habe, war ich auf keine engere Beziehung zwischen Zwang und Psychose gestoßen (Quint 1964, 1971). Nachdem ich aber inzwischen umfangreiche klinische Erfahrungen mit Patienten, die an außerordentlich schweren Zwangskrankheiten litten, gemacht und mehrere solcher Patienten über Jahre behandelt habe, ist mir die enge Verwandtschaft zwischen manchen Zwangssymptomen und Psychosen sehr deutlich vor Augen getreten, eine Verwandtschaft, die Müller bereits 1953 festgestellt hat, als er in einer Nachuntersuchung von 57 klinisch behandelten Zwangskranken nach Ablauf von 25 Jahren fand, daß sich bei 15% der Zwangskranken eine Psychose – meist vom schizophrenen Typ – entwickelt hatte. Inzwischen habe ich wiederholt Patienten kennengelernt, bei denen sich der Übergang vom Zwangserleben zum psychotischen Erleben gut beobachten ließ. Sie zeigten darüber hinaus eindrucksvoll, daß mit dem Zwangserleben versucht wurde, das Aufkommen eines schizophrenen Erlebens zu verhindern (s. a. Rosen 1957, Eggers 1968, Meyer 1974, Lang 1981). Zur Veranschaulichung führe ich den Patienten P. an, der ähnlich dem Patienten Th. unter der Zwangsvorstellung litt, er habe Frauen, mit denen er in Berührung gekommen war, geschwängert. Alle Kontroll- und Überprüfungszwänge gaben ihm, wie es bei Zwangskranken die Regel ist, keine ausreichende Sicherheit darüber, daß das Befürchtete nicht geschehen war. Während des stationären Aufenthaltes geriet er in immer stärkere Unsicherheit, unter der er die kritische Distanz zur Zwangsvorstellung zeitweise verlor. Er war auf einmal sicher, diese oder jene Frau geschwängert zu haben. Er sprach die gemeinten Frauen unter Verlust der Realitätskontrolle auf die von ihm unterstellte Schwängerung an. In der Therapie war der Kampf um die Aufrechterhaltung der Realitätskontrolle und der kritischen Distanz zur

Schwängerungsvorstellung gut zu verfolgen. Der Patient benutzte zeitweise die anderen, Therapeuten und Schwestern, um an deren Haltung sich neu zu orientieren, und die verlorene selbstkritische und realitätsgerechte Einstellung und damit die Kraft wiederzufinden, um den Kampf gegen den Schwängerungsgedanken wieder aufnehmen zu können. In diesem Fall kam es zu keinem „Abrutschen" ins schizophrene Erleben.

Anders war es im Fall des Patienten Wa., eines 22jährigen Musikstudenten. Er hatte eine zeitlang gegen die Zwangsvorstellung angekämpft, er würde seinen Lehrer im Unterricht durch aggressive Bemerkungen bzw. aggressive Mimik aus dem Konzept bringen, ja ihn so „fertigmachen", daß er nicht mehr in der Lage wäre, zu unterrichten. Er wehrte sich wochenlang gegen diese Vorstellung und verurteilte sie. Er wandte sich an seinen Vater, damit der ihm helfe, seine unsinnigen aggressiven Gedanken zu unterdrücken. Eine Weile konnte er sich mit Hilfe des Vaters gegen die Zwangsgedanken zur Wehr setzen. Aber nach und nach erlahmten seine Abwehrkräfte. Der Vater sah „etwas Bedrohliches heraufkommen" und schickte den Patienten zu mir. Als dieser mich aufsuchte, war er sich „fast" sicher, daß er den Lehrer wirklich attackiert und ihn „böse beschädigt hatte". Er wollte mit mir nur darüber sprechen, wie er den Schaden, den er angerichtet hatte, wieder gut machen könnte. Ich fand keine Möglichkeit mehr, seine kritische Distanz zu den pathologischen Vorstellungen zu stützen. Er entwickelte die Wahnvorstellung, durch Blicke seinen Lehrer zu beeinflussen und zu lenken, und stand dann unter dem Sendungsbewußtsein, mit Hilfe seiner „Augenstrahlen" seinen Lehrer so zu lenken, daß dieser die Menschheit mit einer neuen Musik vollkommen beherrsche.

Hier hatte der Zwang einige Zeit dem Ausbruch einer schizophrenen Psychose entgegengewirkt. Unter psychodynamischen Gesichtspunkten läßt sich dazu sagen, daß das Ich des Zwangskranken mit seiner kritischen Funktion der Selbstbeurteilung und Realitätskontrolle die im schizophrenen Erleben sich auflösende Struktur der Psyche aufrechterhält. Aber auch wenn man eine solche psychodynamische Erklärung nicht in Anspruch nehmen will, so bleibt einfach bedeutungsvoll, daß schizophrene Patienten, bei denen vor und während des psychotischen Zustandes auch Zwangssymptome auftreten, eine relativ günstige Prognose haben, und daß die nach einer Zwangskrankheit sich entwickelnden Schizophrenien meist in paranoider und nur selten in katatoner Form auftreten.

3. Zwang und Depression

Über Zusammenhänge von Depression und Zwang ist in der Literatur verschiedentlich berichtet worden. Die umfangreichste unter den mir bekanntgewordenen Untersuchungen zu diesem Thema stammen von Gittleson (1966 a–e). Er fand bei 398 Patienten mit einer depressiven Psychose 124, das sind 31,2%, die gleichzeitig Zwänge aufwiesen.

Lauter (1962) hat unter den von ihm untersuchten depressiven Psychosen 2% mit einer „anankastischen Depression" gefunden.

Was die Häufigkeit des Zwanges bei Depressionen betrifft, so gibt Meyer (1974) die klinische Situation wohl treffend wieder, wenn er schreibt: „Ausgeprägte anankastische Depressionen, in denen die Zwangsneurose fast allein das Bild beherrscht, sind selten, einzelne Zwangssymptome in der depressiven Phase dagegen häufiger".

Andererseits ist auch beobachtet worden (Goodwin 1969, Rosenberg 1968), daß das Auftreten einer Depression eine der häufigsten Komplikationen im Verlauf einer Zwangsneurose darstellt.

Die Symptomatik von Zwang und Depression zeigt gewisse Übereinstimmungen. Bei der endogenen Depression sind z. B. zwanghaftes Grübeln, Selbstzweifel, Perfektionismus und andere Eigenarten, die auch der Zwangskrankheit zugerechnet werden, nicht selten zu beobachten.

Die Verbindung mit Zwangssymptomen scheint, wie vielfach berichtet wurde, dazu zu führen, daß die Depression nicht so schwer verläuft und die Suizidalität, der Alkoholismus, der Medikamentenabusus und die Süchte eine verhältnismäßig geringe Rolle spielen (Lauter 1962, Müller 1953, Gittleson 1968 a–e, Rosenberg 1968, Goodwin et al. 1969).

So legen bereits die klinischen Beobachtungen den Schluß nahe, daß der Zwang in der Depression eine stabilisierende Funktion erfüllen kann. Lauter (1962) spricht demgemäß davon, daß die zwangsneurotische Persönlichkeit „einen bremsenden Einfluß auf die depressiven Symptome ausübt. Ähnlich hat sich Stengel bereits 1937 geäußert.

Soweit sich die Autoren mit den prämorbiden Persönlichkeiten beschäftigt haben (Abraham 1925, Tellenbach 1961, Lauter 1962), fanden sie bei der endogenen Depression Züge von Ordentlichkeit und Gewissenhaftigkeit, die als Eigenarten zwangsneurotischer bzw. anankastischer Persönlichkeitsstrukturen bezeichnet wurden.

In seiner Monographie über die Melancholie spricht Tellenbach (1961) vom melancholischen Typus, der in besonderer Weise genau, ordentlich, penibel und gewissenhaft ist, wobei er betont, daß er diese bereits in der Kindheit entwickelten Eigenarten ausnahmslos bei seinen Patienten gefunden hat.

Der Grund, warum es von der präpsychotischen anankastischen Persönlichkeitsstruktur zur Entfaltung der Depression kommt, wird von psychiatrischer Seite in der Regel in einem endogenen Geschehen (Binder 1936, Kluge 1965) bzw. in einer Endokinese (Tellenbach 1961) gesehen. Von psychoanalytischer Seite sind früh psychodynamische Überlegungen über einen funktionalen Bezug zwischen Zwang und Depression angestellt worden (Freud 1923, Abraham 1925).

Im Verlauf eigener klinischer Erfahrungen habe ich wiederholt feststellen können, daß der Zwang eine kontradepressive Funktion ausüben kann. Diese Funktion besteht in dem Versuch, ein den Depressionszustand einleitendes Objektverlusterleben, welches den Zusammenbruch einer relative Selbständigkeit und Selbstsicherheit vermittelnden sowie Liebeszuwendung verheißenden Objektbeziehung und eine Auflösung der Grenzen zwischen Ich und Über-Ich impliziert und damit zur Selbstentleerung und Selbstentwertung führt, zu verhindern. Durch Forcierung zwanghafter Umgangsweisen kämpft er um die Aufrechterhaltung der Objektbeziehung und durch verstärkte zwanghafte Auseinandersetzung mit dem Über-Ich bemüht er sich um das Weiterbestehen interagierender psychischer Instanzen, wobei Aggressionen gebunden, Schuldgefühle beschwichtigt und ein positives feed-back gesucht und erhofft wird.

4. Zwang und hirnorganische Störungen

Zwangssymptome treten auch bei hirnorganischen Störungen auf. So sind z. B. Blickkrämpfe bei Postenzephalitikern häufig von Zwangsgedanken begleitet. Allert und Meyer (1958) haben ein anankastisches Syndrom, das vor allem aus Betzwängen und zwanghaften feierlichen Umarmungen bestand, als Enzephalitisfolge beschrieben. Auch bei Epilepsien (Richter 1961, Tellenbach 1965) sowie bei Hirnatrophien und Hirnateriosklerosen (de Boor u. a. 1952) konnten immer wieder Zwangserscheinungen beobachtet werden. Solche Befunden sind als Beweise für die These angeführt worden, daß die Zwangskrankheit organisch bedingt sei. Dabei wird angenomen, daß aus organischen bzw. endogenen Ursachen die Steuerungsmöglichkeiten der Triebregungen behindert werden, so daß diese als „primäre Zwangsantriebe" aus der Tiefe aufsteigen (Alsen 1974, Lange und Thümler 1974). Wenn man jedoch das Problem im Sinne einer Ergänzungsreihe von organischer und psychischer Bedingtheit sieht, wird man darauf hinweisen können (s. a. Hoffmann 1980), daß der hirnorganisch Kranke gerade wegen seiner Leistungseinschränkung in der Auseinandersetzung mit intrapsychischen Konflikten dazu prädisponiert ist, neurotische Symptome wie den Zwang zu entwickeln, der, wie ich es oben in Bezug auf die Schizophrenie und die psychotische Depression beschrieben habe, zur Kompensation einer Störung der psychophysischen Intaktheit, zur Aufrechterhaltung einer Ich-Selbst-Ganzheit eingesetzt werden kann.

XI. Therapie

Die Zwangsneurose gilt nach wie vor als ein Leiden, das durch eine psychoanalytische Behandlung – wie auch durch andere therapeutische Bemühungen – nur schwer zu beeinflussen ist. Das scheint im Gegensatz dazu zu stehen, daß der Therapeut relativ rasch ein Verständnis für die psychodynamischen Hintergründe der Zwangssymptomatik gewinnen kann. Aber Verständnis für die Psychogenese gewinnen ist das eine, ein anderes ist es, eine kurative Wirksamkeit zu erzielen. Das gilt für den Zwangskranken in besonderem Maße, gehört es doch zu seiner Eigenart, das Verstehen und Wissen in den Dienst der Verhinderung von Veränderungen zu stellen. Will man Behandlungserfolge erzielen, muß man eben damit therapeutisch umzugehen lernen. Dabei hat man sich auf einen langen Weg einzurichten, weil Umorientierungen und Veränderungen von Zwangskranken nur in allerkleinsten Schritten vollzogen werden können, die zudem von ihm aus Gründen seiner Psychopathologie zunächst geleugnet werden müssen.

Der Psychoanalytiker braucht im Umgang mit den Zwangskranken sehr viel Geduld und die Fähigkeit, lange Zeit ohne ein Erfolgserleben einem sich versagenden Widerstand stand zu halten. Und selbst wenn er diese therapeutischen Tugenden einsetzen kann, muß er sich oft mit einer Linderung der Beschwerden bzw. mit einem Teilerfolg zufrieden geben. Andererseits sind die Einsichten, die wir in den letzten Jahrzehnten über die prägenitalen Störungen erzielt haben, geeignet, unsere psychoanalytische Therapie spezifischer auf die besondere Problematik der Zwangskranken einzustellen, was die therapeutische Wirksamkeit erhöht.

Ich werde bei den folgenden Ausführungen über die Therapie im einzelnen darauf eingehen und mich auch mit jenen Eigenarten des Zwangskranken auseinandersetzen, die besonders geeignet sind, das Bemühen des Therapeuten zu unterlaufen und ihn resignieren zu lassen. Bei einem so schweren Leiden, wie es die Zwangskrankheit darstellt, sollten außerdem Teilerfolge auch nicht gering veranschlagt werden.

Bevor ich mich mit Problemen der psychoanalytischen Behandlung beschäftige, sei kurz auf andere therapeutische Verfahren hingewiesen.

Sieht man von den unspezifischen Maßnahmen, die allgemein auf Linderung und Beruhigung abzielen, ab, so ist hier an erster Stelle die Verhaltenstherapie zu nennen. Sie hat in letzter Zeit eine theoretische Umorientierung zur kognitiven Verhaltenstherapie vollzogen und dabei neue Vorgehensweisen zu erproben versucht.

Die Pharmakotherapie hat keine speziellen Mittel zur gezielten Beeinflussung des zwangsneurotischen Leidens finden können. Die mit der Entdeckung der Psychopharmaka aufkeimende Hoffnung auf eine günstige Beeinflussung der

Zwangsneurose blieb unerfüllt. Lediglich die begleitende Depression kann durch Antidepressiva eine Linderung erfahren.

Die Leukotomie gilt heute als überholt. Statt dessen werden seit einiger Zeit stereotaktische Hirnoperationen durchgeführt. Die Indikation zu einem solchen Vorgehen stellt ein Problem dar, das nicht nur unter medizinischen Gesichtspunkten zu diskutieren ist.

Psychoanalytische Psychotherapie

Die Psychoanalyse stellt eine in sich geschlossene Therapieform dar. Es gibt zahlreiche Arbeiten, die sich mit ihren grundsätzlichen methodischen Prinzipien beschäftigen. Dagegen mangelt es an einer Auseinandersetzung mit ,,der Einsicht, daß die analytische Technik je nach Krankheitsform und je nach den bei dem Patienten vorherrschenden Trieben gewisse Modikationen erfahren muß'' (Freud 1911). Diese klinisch orientierte Feststellung Freuds ist kaum aufgegriffen worden. Ebenso blieben seine Hinweise: ,,Von der Therapie der Konversionshysterie sind wir ja ausgegangen'' (Freud ebd.) und ,,Unsere Technik ist an der Behandlung der Hysterie erwachsen und noch immer auf diese Affektion eingerichtet'' (Freud 1919) weitgehend unbeachtet.

Die Tatsache, daß die psychoanalytische Methode zunächst an der Behandlung der Hysterie entwickelt wurde, wirft die Frage auf, ob nicht spezielle, auf die Psychoanalyse der Hysterie bezogene Aspekte zu allgemeinen Prinzipien erhoben worden sind. Vergleicht man z. B. Hysterie und Zwangsneurose hinsichtlich des Triebablaufes, so läßt sich u. a. folgender Unterschied ausmachen: Während der Hysteriker zu schnellen unüberlegten Triebrealisierungen neigt, kommt der Zwangsneurotiker vor lauter Denken und Überlegen kaum zum Handeln.

Wenn Gehlen (1962) davon spricht, daß es dem Menschen eigen ist, zwischen Triebanspruch und Triebrealisierung einen Hiatus von mentalen Vorgängen zu setzen, die das Ziel verfolgen, zu bedenken und abzuwägen, ob und ggf. wie gehandelt werden soll, dann zeigt der Hysteriker einen verkümmerten und der Zwangsneurotiker einen überwuchernden Hiatus. Die Folge ist, daß der Hysteriker zu unbedachtem propulsiven Handeln neigt, während der Zwangsneurotiker vor lauter Bedenken kaum zum Handeln kommt. Die von der Therapie der Konversionshysterie ausgegangene psychoanalytische Behandlungsmethode bietet dem Zwangsneurotiker leicht die Möglichkeit, im Bereich des Denkens zu verharren und das gefürchtete Handeln zu vermeiden. Der Therapeut hat dies besonders bei den schweren Fällen von Zwangshandlungen zu berücksichtigen, ,,deren Analyse immer in Gefahr ist, sehr viel zutage zu fördern und nichts zu ändern'' (Freud 1919).

Bei den folgenden Ausführungen geht es mir nicht um die Gesamtdarstellung der psychoanalytischen Behandlung von Zwangsneurotikern. Die methodischen Prinzipien der Psychoanalyse, die hier wie bei anderen Neurosen grundsätzlich zur Anwendung kommen, sind vielfach dargestellt. Ich werde mich vielmehr mit einigen speziellen Problemen beschäftigen, die die Struktur der Zwangsneurose der psychoanalytischen Behandlung aufgibt.

Zunächst ist ganz allgemein zu vermerken, daß die therapeutischen Möglichkeiten von dem Umfang der Zwangsvorgänge abhängen. Wenn das Tun und Denken des Patienten weitgehend vom Zwang bestimmt ist, sind die Beeinflussungsmöglichkeiten sehr viel geringer, als wenn der Zwang nur in einzelnen Bereichen vorherrscht. Je geringer die verbliebenen gesunden Anteile in der Persönlichkeitsstruktur des Patienten sind, desto geringer ist auch die Chance, ein tragfähiges Arbeitsbündnis herzustellen, weil der Therapeut dabei auf die Cooperation mit den gesunden Anteilen angewiesen ist.

Von dem Umfang und der Schwere der Zwangserscheinungen ist auch abhängig zu machen, ob überhaupt eine Psychotherapie eingeleitet werden soll und, falls dies zutrifft, ob sie in ambulanter oder stationärer Form indiziert ist.

Während der Behandlung sollte der Patient sich nicht von der Realität total zurückziehen und in einem passiven Zustand verharren, sondern in Kontakt mit der Realität bleiben und damit ein bestimmtes Aktionsfeld behalten, in dem er zum Handeln angeregt wird. Das gilt auch für stationäre Behandlungen, die nach Möglichkeit so gestaltet werden sollten, daß der Patient nicht in einem irrealen Schutzraum völlig untertaucht, sondern in Auseinandersetzung mit einem, wenn auch reduzierten, realen Umfeld bleibt. Die Reibung mit der Realität führt beim Zwangsneurotiker in spezifischer Weise zu der therapeutischen notwendigen Wiederbelebung jener antisozialen Phantasien, die er möglichst nicht zur Kenntnis nehmen möchte, die jedoch wahrgenommen, hinsichtlich ihrer subjektiven Bedeutung erkannt und bearbeitet werden müssen.

Nach meinen Erfahrungen steigen die Chancen einer erfolgreichen Behandlung, wenn dem Zwangsneurotiker im realen Leben ein gewisser Handlungsspielraum verbleibt. Darüber hinaus ist es wünschenswert, daß innerhalb dieses Spielraumes die Möglichkeit besteht, auch einmal übers Ziel hinausschießen zu können, ohne durch eine starre, Verbote und Gebote setzende Umwelt die frühe Erfahrung wiederholen zu müssen, daß die Realisierung eigenwilliger Aktivität den Mitmenschen beeinträchtigt und schädigt.

Freud hat dieses Problem bereits 1910 angesprochen, als er schrieb: ,,Andere Modifikationen der Technik, die mir noch nicht spruchreif scheinen, werden in der Behandlung der Zwangsneurosen erforderlich sein. Ganz bedeutsame, noch nicht geklärte Fragen tauchen in diesem Zusammenhang auf, inwieweit den bekämpften Trieben des Kranken ein Stück Befriedigung während der Kur zu gestatten ist, und welche Unterschiede es dabei macht, ob diese Triebe aktiver (sadistischer) oder passiver (masochistischer) Natur sind''. Etwa 10 Jahre später hat er sich erneut dazu geäußert: ,,Noch weniger angezeigt scheint ein passives Zuwarten bei den schweren Fällen von Zwangshandlungen . . .'' (Freud 1919).

Aufgrund einer speziellen pathogenen Psychodynamik geht der Zwangskranke der aktiven Auseinandersetzung mit der Realität aus dem Weg. Er vermeidet initiierender Akteur zu werden, beschränkt sich vielmehr nach Möglichkeit auf ein Reagieren. Dementsprechend versucht er auch in der Therapie von Anfang an dem Therapeuten die Aktivität zuzuschieben, sich als jemand anzubieten, über den man bestimmen soll, worauf er dann aber aus unbewußten Beweggründen, die in seinem Verhaftetsein an einen Zustand von Autonomie-Beweisnot liegen, sich widersetzen muß. Dieses Spiel von Gefügigkeit und latenter Opposition bestimmt oft bereits die Einleitung der Behandlung. Das heißt, der Eröffnungszug des Patienten in der therapeutischen Auseinandersetzung ist von diesem Interaktionsspiel gekennzeichnet.

Eindrucksvoll zeigte sich dieses Problem beim Patienten K., als ich mit ihm in der Vorbesprechung die Behandlungstermine abzuklären versuchte (s. a. S. 67). Er bekundete zunächst von sich aus seine Bereitschaft, zu jeder Tages- und Nachtzeit zu kommen, ,,opponierte" dann aber gegen meine verschiedenen Terminvorschläge, so daß es sehr schwierig war, passende Therapiezeiten zu finden.

Man muß sich stets der Tatsache bewußt bleiben, daß der Therapeut sich hier zwischen der Scylla der zu großen Aktivität und der Charybdis der zu großen Passivität bewegt. Der Zwangskranke braucht einerseits ein gewisses Maß an aktivierender Anregung und Konfrontation, damit er nicht innerhalb eines geschlossenen Systems unbehelligt von dem, was außerhalb dieses Systems geschieht, sich um sich selbst drehend im Kreise verharrt, sondern sich mit dem, was an die Grenzen seines geschlossenen Systems kratzt, auseinandersetzt. Andererseits darf er nicht zu sehr bedrängt werden, weil er sich sonst nach altem Muster in der Position der Verweigerung und Verteidigung seines geschlossenen Systems buchstäblich erschöpft. Hier das richtige Maß zu finden, ist eine stets neu zu lösende Aufgabe.

Dieses Problem hat dazu geführt, daß unterschiedliche Grundhaltungen propagiert werden. Auf der einen Seite wird für ein überaus vorsichtiges distanziertes Vorgehen plädiert (Amitei 1977). Andererseits findet sich die Meinung, daß ein aktives, konfrontierendes angreifendes Vorgehen praktiziert werden müsse, andernfalls keine Wirkung beim Zwangsneurotiker zu erzielen sei (Stekel 1930, Barnett 1966).

In der Regel kann man bereits im ersten Gespräch mit einem Zwangsneurotiker feststellen, daß er sich in einem Zustand höchster Gespanntheit befindet, der, psychodynamisch gesehen, aus einem für ihn nicht lösbaren schwelenden Impuls-Abwehr-Konflikt besteht. Meist sind Abkömmlinge der abgewehrten Impulse in Form isolierter Vorstellungen dem Patienten zumindest in Ansätzen auch dann bewußt, wenn er ausschließlich mit Zwangshandlungen beschäftigt zu sein scheint. Diese Zwangsvorstellungen sind zwar durch Isolierung vom Affektbetrag nicht mehr als volle Impulse erlebbar, bleiben aber für den Patienten so angsterregend, absurd und verwerflich, daß er häufig bemüht ist, sie gar nicht zur Kenntnis zu nehmen und dem Therapeuten zu verschweigen. Das Bemühen vieler Patienten, den konkreten Inhalt einer Zwangsvorstellung zu verschweigen, hat seinen Grund jedoch nicht nur darin, daß die Kenntnisnahme derselben trotz der Abwehr des zugehörigen Affektbetrages eine angsterregende Konfrontation mit dem vollen Impuls einleiten könnte, sondern auch wegen der magischen Einstellung: das Verbotene darf nicht beim Namen genannt werden.

Für den Behandler kann hier eine wichtige therapeutische Aufgabe darin bestehen, sich nicht von der Angst des Patienten bestimmen zu lassen und der Verschleierungstendenz des Patienten nicht einfach nachzugeben, sondern zu versuchen, mit dem Patienten über die Zwangsvorstellung ins Gespräch zu kommen.

Das folgende Beispiel illustriert die angedeutete Problematik: Die Patientin S. hatte mir zunächst mitgeteilt, daß sie Wände zwanghaft daraufhin überprüfen müsse, ob sie nicht zerkratzt seien, und sicherheitshalber mit der Hand im Abstand von etwa 10 cm zwanghaft darüber streichen müsse, um damit die möglichen Kratzer wieder auszulöschen. Sie wollte es bei dieser Mitteilung belassen. Im Verlauf des Gespräches äußerte ich, ich nehme an, daß das, was ihrer Vorstellung nach eingekratzt sei, sie sehr beunruhige, ihr große Angst mache und sie sehr beschäme, weil sie mir gegenüber nur so allgemein darüber spräche. Sie versuchte zunächst, bei der allgemeinen Darstellung zu bleiben und meinte, ihre Krankheit bestehe lediglich darin, daß sie sich gewungen fühle, die Wände zu überprüfen und in der geschilderten Weise die Kratzer wieder zu beseitigen. Als ich daraufhin erwiderte, ich könnte gut verstehen, wie sehr sie sich durch diese Kontroll- und Beseitigungszwänge belastet fühle, daß ich aber der Meinung sei, daß die Angst, mehr davon zu erzählen, was da eingekratzt worden sei, sie im Moment noch mehr quäle. Sie wehrte dann nicht mehr so ab, sondern meinte nach einer Weile, man solle den Teufel nicht an die Wand malen; es sei doch am besten, man nehme keine Notiz davon. Als ich sie auf ihre Angst angesprochen und zum Ausdruck gebracht hatte, daß wir nur das verstehen und klären könnten, was wir zur Kenntnis genommen hätten, berichtete sie nach einigem Zögern, daß sie die Zwangsvorstellung hätte, sie würde folgenden Satz in die Wand einkratzen: Mutter, die beste Turnerin von hinten! Während sie mir das mitteilte, schaute sie mich mißtrauisch an. Es war eindeutig, daß sie ängstlich zu überprüfen versuchte, welche Wirkung die Mitteilung der konkreten Zangsvorstellung auf mich hatte.

In der Arbeit ,,Bemerkungen über einen Fall von Zwangsneurose'' berichtete Freud (1919), wie sein Patient, ,,der Rattenmann'', bat, ihm die Schilderung der Details einer Zwangsvorstellung zu erlassen. Freud hat sich von der Angst und Abneigung des Patienten, darüber zu sprechen, nicht bestimmen lassen, sondern in der ihm eigenen Art mit ihm zusammen aktiv daran gearbeitet, daß er über die Zwangsvorstellung sprach.

Wenn der Patient dem Therapeuten gegenüber das Wagnis eingeht, die Zwangsvorstellung mitzuteilen, so hat er einen wichtigen therapeutischen Schritt getan. Der Patient fühlt sich entlastet und erfährt eine Milderung seiner strengen, grausamen, selbstkritischen Verurteilung. Gleichzeitig ist im Ansatz den Abwehrmechanismen, der Generalisierung und Rationalisierung entgegengewirkt, wenn festgestellt wird, daß es um eine konkrete Zwangsvorstellung geht. Außerdem tritt eine allgemeine Angstreduzierung und eine Relativierung des magischen Gehaltes der Zwangsvorstellung auf: Das Verbotene darf doch beim Namen genannt werden.

Damit keine Mißverständnisse auftreten, weise ich ausdrücklich darauf hin, daß es nicht darum geht, auf jeden Fall eine angstbewirkende Zwangsvorstellung gleichsam ans Tageslicht zu zerren. Es liegt in der Eigenart zwangsneurotischen Verhaltens, daß in der Gegenübertragung des Therapeuten diametral entgegengesetzte Reaktionen provoziert werden können. Neben einer agierten Passivität kann auch eine agierte, auf Unterwerfung zielende Aktivität vom Therapeuten eingesetzt werden, wobei sich jenes Macht/Ohnmachtspiel wiederholt, das einst in der Eltern-Kind-Beziehung vorherrschte und dazu beitrug, daß eine Disposition zur Bildung zwangsneurotischer Symptome zustande kam.

Das Bemühen um Wahrnehmung der Zwangsvorstellung ist auch kein isolierter Selbstzweck, sondern im Zusammenhang mit der Lösung anderer therapeutischer Aufgaben zu sehen. Mir scheint es aber wichtig hervorzuheben, daß der therapeutische Umgang mit der zwar angstmachenden, aber bewußten Zwangsvorstellung andere Akzente setzen muß als der therapeutische Umgang mit unbewußten Vorgängen.

76 Therapie

Bei manchen Zwangsneurotikern ist die zugrundeliegende Zwangsvorstellung sehr verschwommen oder auch gar nicht mehr sichtbar, so daß der Patient bewußt nichts davon berichten kann. In solchen Fällen wird erst im Verlauf des psychoanalytischen Prozesses eine Klärung stattfinden können.

Die meisten Zwangssymptome zeigen einen komplizierten Aufbau. Eine mehr oder weniger bewußtseinsfähige Zwangsvorstellung, die zwar schon eine Abwehr in Form einer Isolierung erfahren hat, aber dennoch gefährlich bzw. beunruhigend bleibt, veranlaßt weitere zahlreiche Abwehrbemühungen, die oft in sich überbietende Kontroll-, Vergewisserungs- und magische Wiedergutmachungszwänge ausarten.

Mit all dem versucht der Zwangsneurotiker sicherzustellen, daß er nichts „Böses" bewirkt hat. Dabei geht sein Bemühen vor allem dahin, sich von den beunruhigenden Emotionen zu distanzieren. Die Tendenz zur Generalisierung, Rationalisierung und Intellektualisierung unterstützt dieses Bemühen. Für den therapeutischen Umgang bedeutet dies, daß beim Zwangsneurotiker vor allem am Erleben im hic et nunc gearbeitet werden muß und auf genetische Rekonstruktionen zunächst einmal zu verzichten ist. In der aktuellen therapeutischen Beziehung der Übertragung und Gegenübertragung kann es gelingen, die abgewehrten, gefürchteten und auf Distanz gehaltenen Emotionen wieder in Bewegung zu bringen. Theoretisches Wissen über mögliche psychodynamische Zusammenhänge helfen dem Patienten nicht, unterstützen vielmehr den von ihm eingesetzten Abwehrmechanismus der Intellektualisierung. Wenn es nicht gelingt, in der Übertragung die Wünsche, die in den Symptomen des Patienten gebunden sind, wieder zum Leben zu erwecken und emotional durchzuarbeiten, hat man wenig Aussicht, dem Patienten aus seiner Zwangsjacke herauszuhelfen.

Bei der therapeutischen Arbeit in der Übertragungs- und Gegenübertragungssituation geht es oft um banale alltägliche Kleinigkeiten, auf die der Zwangsneurotiker im Sinne des Abwehrmechanismus der Verschiebung auf ein Kleinstes seine Probleme verlagert hat (s. a. Thomä 1974).

Beispiel: Der 43jährige Patient A. kommt in mein Zimmer. Wir begrüßen uns. Er schaut mich kurz forschend-fragend an und schildert dann in zwanghafter Weise seinen Tagesablauf. Er wirkt sehr beherrscht, kontrolliert, streicht eine Falte seiner Hose am Oberschenkel glatt und trommelt dann einige Male unruhig mit den Fingern der rechten Hand auf seinen Oberschenkel. Ich registriere die Diskrepanz zwischen seinem unlebendigen, beherrschten Bericht und der motorischen Unruhe, denke auch an den anfänglichen forschend-fragenden Blick und spreche ihn auf die von mir hier und jetzt erlebte Diskrepanz an. Er wehrt ab, das sei Zufall, ich geheimnisse da etwas in ihn hinein. So verhalte er sich immer, das habe mit der jetzigen Situation nichts zu tun. Seine Art zu sprechen und zu formulieren macht mich unruhig. Ich habe den Eindruck, daß er das angesprochene Problem erst gar nicht in Augenschein nimmt, sondern es von vornherein vom Tisch zu fegen versucht. Mein Ärger darüber läßt mich seinen Ärger ahnen. Ich sage, mir sei das Verhalten, das er zeige, geläufig, ich nähme an, daß er mir gegenüber zwiespältige Gefühle habe; einerseits verhalte er sich wie jemand, der völlig gefühlsneutral sei, andererseits signalisiere er mir mit seiner motorischen Unruhe, daß er etwas fühle, was er aber nicht zu sagen wage; er erwecke bei mir den

Eindruck, daß er mich schonen wolle. Nach längerem Zögern und nochmaligem Glattstreichen seiner Hosenfalte antwortet er, da sei ein schwaches Gefühl gewesen; als er in mein Zimmer gekommen sei, habe ich unwirsch ausgesehen. Er sei über mich etwas enttäuscht und verärgert gewesen, weil er heute ganz gern hergekommen sei. Und gerade da habe ich eine abweisende Miene gemacht. So gehe es ihm immer.

Von diesem erlebten Affekt aus kommt er auf weitere Gefühle zu sprechen, an denen er bisher vorbeigesehen hatte.

Mit den letzten Bemerkungen wurde ein Problem angesprochen, das für den Zwangsneurotiker von zentraler Bedeutung ist. Freud schrieb 1926, daß eines der ältesten und fundamentalsten Gebote der Zwangsneurose das Tabu der Berührung sei. Diese Feststellung ist zu erweitern: Der Zwangsneurotiker steht vor allem auch unter dem Tabu der Bewirkung. Er muß sich mit der Angst, die er vor dem Bewirken hat, in der Therapie auseinandersetzen. Dabei darf ihm natürlich nichts aufgezwungen werden. Eine effiziente therapeutische Bearbeitung dieses Problems kann darin bestehen, daß der Therapeut dem Patienten immer wieder aufzeigt, welche positive Bewirkung in seinem Verhalten steckt.

Beispiel: Der Patient K. ruft mich 5 Min. vor Schluß einer Therapiestunde an und sagt, er sei mit seinen Zwangskontrollen nicht fertig geworden, er sei durch sie daran gehindert worden, zu mir zu kommen. Ich sage darauf etwa Folgendes: Ich finde es gut, daß Sie mir mitteilen, warum Sie mich haben warten lassen müssen, denn durch diese Mitteilung bin ich informiert worden, und Sie haben mir damit die Ungewißheit genommen, was mit Ihnen los ist. (Ich habe ihn auf den positiven Aspekt seiner Handlung aufmerksam gemacht). Der Patient wehrt sich zunächst gegen das Ansinnen, er habe mich warten lassen. Das führt in der nächsten Sitzung zu einer wichtigen therapeutischen Auseinandersetzung, letztlich auch zu der Frage, ob im Zwang etwas steckt, was er selbst intendiert.

Bezogen auf dieses Problem kann die wichtige Aufgabe des Therapeuten darin gesehen werden, daß er in seiner grundsätzlichen Haltung dem Patienten das Gefühl vermittelt, daß er seine nach Handlung drängenden Impulse nicht verurteilt, sondern akzeptiert und für wichtig hält, und daß der Patient diesen Impulsen nicht haltlos ausgeliefert ist, sondern daß sie gesteuert werden können.

Der Patient G., den ich wegen einer schweren Zwangsneurose längere Zeit stationär behandelt habe, pflegte eine zeitlang sein Kommen dadurch anzukündigen, daß er auf dem Weg zu meinem Zimmer auf den letzten Metern leise vor sich hinpfiff. Ich sprach ihn in einer Sitzung darauf an, sagte, er habe mir sein Erscheinen durch sein Pfeifen angekündigt. Ich sei dadurch in die Lage versetzt worden, mich auf unsere Zusammenarbeit einzustellen. Er schaute mich erstaunt an und leugnete, gepfiffen zu haben. Ich sagte, ich sei sicher, er habe so gepfiffen, wobei ich gleichzeitig vormachte, wie ich es gehört hatte. ,,Ach, so leise habe ich gepfiffen? – Das könnte sein!'', meinte er und mich vergackeiernd fügte er hinzu: ,,Sie können aber gut hören''.

Solche Szenen führten regelmäßig zu einer vertieften Auseinandersetzung mit seiner Angst vor seiner verborgenen Lust, andere zu attackieren. Er konnte meine verschiedenen Hinweise auf anale Aggressionen (z. B. Quälen, Stänkern, Zappelnlassen), die er in seinem Verhalten mir gegenüber versteckt agierte, mehr und mehr aufgreifen, nachdem er, wie er einmal sagte, aus meinem Verhalten entnommen hatte, daß ich mich „in solchen Gefühlen auskannte". Die Entdeckung aggressiver Gefühle mir gegenüber eröffnete ihm eine Welt lustvoller maßloser Aggressionen, von der er mir zunehmend berichten konnte. Er hatte Phantasien, wie er mein Zimmer demoliert oder wie er zu Hause während des gemeinsamen Essens mit den Eltern plötzlich aufspringt und den Tisch umwirft, so daß die Eltern von den Speisen besudelt werden. Einmal, als er sich in einer Sitzung offensichtlich über mich geärgert hatte, fiel ihm eine Filmszene ein, in der ein Schüler einem ahnungslosen, mit geschlossenen Augen dastehenden Meister mit voller Wucht in den Unterleib trat. Während er mir davon berichtete, brach er immer wieder in Lachen aus.

Das Austoben lustvollen aggressiven Erlebens ging mit zwei für mich deutlich spürbaren Veränderungen einher. Zum einen wurde der Patient mir und seinen nächsten Beziehungspersonen gegenüber weicher, freundlicher, rücksichtsvoller, zum anderen entfaltete er eine gewisse Aktivität, wehrte er sich nicht mehr so sehr gegen jegliches Handeln.

Mit dem skizzierten Beispiel wollte ich auf Folgendes hinweisen: Das Tabu der Bewirkung des Zwangsneurotikers entsteht aus der Angst vor dem Auftauchen massiver analer destruktiv erlebter Aggressionen. Zur Abwehr der Aggression ist vor allem die Lustkomponente abgespalten und dem bewußten Erleben nicht mehr zugänglich. Sie muß in der Behandlung wieder erlebbar werden (s. a. Benedetti 1974). Ein Weg dahin führt über den deutenden Hinweis des Therapeuten, daß er sich in der Therapie vom Patienten berührt, getroffen, bewegt fühlt. Das Erleben des Patienten in der Übertragung, daß er etwas bewirken kann, läßt die Lust an Aggression wieder aufkommen, die sich einpendelnd das Gesamterleben neu organisiert. In solchen Situationen habe ich feststellen können, daß Zwangsneurotiker Humor und Witz entwickeln. Einer meiner Patienten, den ich zu Anfang als angstgetriebenen, ständig mit Kontrollieren und Überprüfen beschäftigten jungen Mann kennengelernt hatte, begann in einer solchen Behandlungsphase mich mit dem Ausdruck größter Belustigung zu veräppeln, indem er mich mit verschiedenen Versen überfiel wie z. B.: Herr Dr. Quint, gehn Sie nach Haus geschwind, Ihre Frau erwartet von mir ein Kind. Dabei konnte er sich vor Lachen kaum halten.

Ein anderes wichtiges Problem besteht im Umgang mit der narzißtischen Einstellung des Zwangsneurotikers. Seine reaktiven Charakterbildungen – Überordentlichkeit, Übergenauigkeit, formale Gerechtigkeit, Überhöflichkeit u. a. – sind narzißtisch hochbesetzt. Eine therapeutische Einstellung, die darauf aus ist, durch Deutung dem Patienten gleichsam die Maske seiner reaktiven Charakterbildung vom Gesicht zu reißen, riskiert in Anbetracht des Auftauchens des bisher mit der Charakterbildung abgewehrten tabuierten Impulses nicht nur eine massive Angstüberflutung, sondern bewirkt auch, daß der Patient sich entwertet und gekränkt fühlt (s. a. Ohlmeier 1974). Das kann zu einer enormen Mobilisierung von behindernden Wut- und Haßgefühlen dem Therapeuten gegenüber führen und ein therapeutisches Arbeitsbündnis außerordentlich erschweren, wenn nicht gar zerstören. In solchen Fällen entwickelt sich nicht selten ein aussichtsloser rechthaberischer Kampf. Der Therapeut muß das Bemühen und die Leistung, die sich im Zwang ausdrücken, wahrnehmen und zu würdigen wissen, um auf dieser Basis dem Patienten zu ermöglichen, den Weg zu einem neuen positiven Selbstverständnis zu finden.

Der therapeutische Umgang mit diesem Problem ist schwierig. Er läßt sich letztlich nur über die Orientierung an der Gegenübertragung fruchtbar gestalten. Hier liegen meiner Erfahrung nach auch wichtige Gründe für manche negativ verlaufenden Therapien. Wer insgeheim das, was der Zwangskranke hochbewertet, belächelt oder gar verachtet, kann ihn in seinem Ringen um Selbststabilität und Selbstachtung kaum verstehen und vermag ihm deshalb auch wenig zu helfen.

Mehrfach, insbesondere in den letzten Bemerkungen, war von der Gegenübertragung die Rede. Für einen positiven therapeutischen Verlauf ist es zweifellos notwendig, daß der Behandler in der Lage ist, den enormen Druck, den der Zwangsneurotiker auf ihn ausübt, zu ertragen, ohne in eine masochistische Haltung zu verfallen. Über die Notwendigkeit einer dosierten Aktivität im Umgang mit dem Patienten habe ich bereits berichtet. Andere Klippen aus Gegenübertragungsregungen ergeben sich durch die typischen Abwehrmechanismen des Zwangsneurotikers. So besteht die Gefahr, sich in einen rechthaberischen Kampf einzulassen oder sich dem Perfektionsanspruch des Patienten zu unterwerfen oder seinen latenten passiven Unterwerfungswünschen durch forsches Antreiben entgegenzukommen. Entsprechend dem durch grobe Ambivalenz entstandenen intrapsychischen Spannungszustand verläuft die psychoanalytische Behandlung von Zwangskranken über lange Strecken in einer Art Dauerspannung, die jede Veränderung paralysiert. Der Therapeut muß sehr viel Geduld mitbringen, weil die Veränderungen beim Zwangskranken sich nur langsam anbahnen. Auf der andern Seite muß er in der Lage sein, mit plötzlichen Ausbrüchen und Phasen von heftiger affektiver Bewegtheit fruchtbar umzugehen.

Die bisherigen Anmerkungen zur Therapie bezogen sich auf jene Gruppen von Zwangskranken, deren Zwangshandlungen charakteristische Ich-Leistungen darstellen, die in der Lösung eines in Teilen unbewußten intrapsychischen Konfliktes bestehen. Die darauf eingestellte psychoanalytische Therapie, die das bewußte Erleben und eine bessere Verarbeitung dieser Konfliktkonstellationen anstrebt, kann sich bei diesen Patienten auf ein mehr oder weniger stabiles Ich-Selbst-Gefüge stützen. Eine andere Gruppe, deren Zwangssymptome eine selbsterhaltende bzw. selbstreparative Funktion haben, erfordert zusätzliche therapeutische Überlegungen.

Ich habe in den letzten Jahren zunehmend Patienten dieser Art gesehen und gelernt, mich therapeutisch auf sie einzustellen.

Beispiel: Der schon erwähnte Patient G. kommt in der Anfangsphase der Behandlung 15 Min. später als verabredet zur Sitzung und sagt, er habe schnell noch etwas essen wollen. Ich sage darauf: Beim Essen habe er den vereinbarten Termin also aus dem Auge verloren. (Später verstehe ich, daß meine Bemerkung für ihn eine Provokation darstellte, weil er besonders Wert darauf legte, immer alles im Auge zu behalten. Mein Hinweis war also angsterregend und kränkend zugleich).

Er blitzt mich an, sagt aber nichts, sondern murmelt kontrollierend vor sich hin. Ich gebe ihm eine Deutung: Er sei durch meinen Hinweis verärgert, meine aber, mir das nicht zeigen zu dürfen, sondern mir mit seinem Kontrollzwang seine ordentliche höfliche Seite präsentieren zu müssen. (Damit habe ich die Deutung eines Trieb-Abwehr-Kampfes versucht).

Darauf erstarrt er, beginnt langsam die Hände über dem Bauch zusammen zu drücken, zwanghaft viele Male, wobei er nicht ansprechbar ist. Später erfahre ich, er habe nach meiner Bemerkung das außerordentlich beunruhigende Empfinden gehabt, der Körper sei nicht ganz zusammen gewesen, so wie wenn ein Kreis aufgebrochen sei. Mit dem wiederholten kontrollierenden Überdenken dessen, was ich gesagt und wie er sich darauf verhalten habe, sowie mit den Bewegungen der Hände habe er den Kreis und damit auch den Körper wieder geschlossen, das heißt ihn wieder hergestellt. Damit sei auch die Unruhe erträglicher geworden.

Hier hatte also mein Versuch, dem Patienten eine Deutung bezüglich eines Trieb-Abwehr-Kampfes zu geben, die Gefahr einer Selbstfraktionierung heraufbeschworen, der der Patient durch verstärktes zwanghaftes Kontrollieren zu begegnen versuchte. In solchen Fällen hat der Therapeut anders zu intervenieren. Es gilt zunächst, den Selbstzerfall zu verhindern und die Ich-Struktur zu stabilisieren. Es kommt darauf an, die Ich-Leistungen der Selbstwahrnehmung und des Selbsterhaltes zu mobilisieren. Dieses Ziel ist jedoch nicht einfach durch stützende Maßnahmen zu erreichen, die eine Infantilisierung des Patienten perpetuieren können, sondern über die Konfrontation mit den Ich-Leistungen der Selbstwahrnehmung und des Selbsterhaltens.

So sagte ich dem Patienten in Situationen wie der oben beschriebenen z. B.: Ich kann sehen, daß Sie in Unruhe geraten sind, aber auch, daß Sie durch ihre Kontrollen damit fertig werden. Durch solche Interventionen trat bei dem Patienten eine Stabilisierung seines Selbstgefühls ein, was ihm ermöglichte, die abgebrochene therapeutische Beziehung wieder aufzunehmen.

Hält die Gefahr des Selbstzerfalles und des Realitätsverlustes an, ist auch das Setting darauf einzustellen. Man wird den Patienten dann nicht auf der Couch liegen lassen, wodurch der Sichtkontakt verhindert oder erschwert wird, sondern durch das Gegenübersitzen ein Stück realen Kontaktes herstellen. Ebenso ist es notwendig, die Frequenz und die Dauer der Sitzung sowie die Aktivität in der Gesprächsführung auf das vorherrschende Nähe- und Distanzbedürfnis des Patienten sorgfältig abzustimmen.

Literatur

Abraham, K (1925) Psychoanalytische Studien zur Charakterbildung. Int Psa Verlag, Wien
Alexander, F (1927a) Psychoanalyse der Gesamtpersönlichkeit. Int Psa Verlag, Wien
Alexander, F (1927b) Zur Theorie der Zwangsneurosen und Phobien. Int Z Psa 13: 20–35
Albert ML, Meyer JE (1958) Analytisches Syndrom als Encephalitis-Folge. Nervenarzt 29: 116–120
Alsen V (1974) Organische Psychoneurosen und Pseudopsychopathien. Das ärztliche Gespräch, Tropon: 106–121
Amitai M (1977) Die Zwangsneurose. Die Bedeutung der Objektdistanz für ihre Behandlung. Psyche 31: 385–398
Barnett J (1966) Cognitive Repair in the Treatment of the Obsessional Neuroses. Exerpta Medica, International Congress Series Nr. 150: 752–757
Beck D (1974) Zwangserscheinungen bei funktionellen und psychosomatischen Störungen. In: Hahn P, Stolze H (Hg) Zwangssyndrome und Zwangskrankheit. Lehmann München: 40–47
Benedetti G (1974) Zwangserscheinungen bei neurotischen Entwicklungen – Dynamik und Struktur der Zwangsphänomene. In: Hahn P, Stolze H (Hg) Zwangssyndrome und Zwangskrankheit. Lehmann, München: 28–39
Benedetti G (1978) Psychodynamik der Zwangsneurose. Wiss Buchges, Darmstadt
Binder H (1936) Zur Psychologie der Zwangsvorgänge. Verl S Karger, Berlin
Boor W de, Spiegelhoff W, Stammler A (1952) Zur Psychopathologie, Pathophysiologie und Morphologie atypischer hirnatrophischer Prozesse. Ein Beitrag zur Lehre vom Zwang. Arch Psychiat Nervenkr 188: 51–71
Delkeskamp H, Meyer JE (1967) Zum Problem der symbiotischen Neurose. Entstehungsbedingungen eines zwangsneurotischen ,,Endzustandes". Z Psychosom Med 13: 153–159
Dührssen A (1954) Die Problematik der Zwangsneurose an Hand von Kinderfällen. Praxis Kinderpsych 3: 1–5
Eggers Ch (1968) Zwangszustände und Schizophrenie. Fortsch Neur Psychiatr 36: 576–589
Erikson EH (1957) Kindheit und Gesellschaft. Pan Verlag, Zürich Stuttgart
Erikson EH (1970) Jugend und Krise. Die Psychodynamik im sozialen Wandel. Klett, Stuttgart
Fenichel O (1931) Hysterie und Zwangsneurose. Int Psychoanal Verlag, Wien
Fenichel O (1977) Psychoanalytische Neurosenlehre. Walter, Olten
Freud S (1905) Über Psychotherapie. GW Bd 5: 11–26
Freud S (1907) Zwangshandlungen und Religionsübungen. GW Bd 7: 127–139
Freud S (1908) Charakter und Analerotik. GW Bd 7: 203
Freud S (1909) Bemerkungen über einen Fall von Zwangsneurose. GW Bd 7: 379–463
Freud S (1910) Die zukünftigen Chancen der psychoanalytischen Therapie. GW Bd 8: 103–115
Freud S (1913) Die Disposition zur Zwangsneurose. GW Bd 8: 441
Freud S (1913) Totem und Tabu. GW Bd 9:
Freud S (1919) Wege der psychoanalytischen Therapie. GW Bd 12: 181–194
Freud S (1923) Das Ich und das Es. GW Bd 13: 236–289
Freud S (1926) Hemmung und Symptom und Angst. GW Bd 14: 111–205
Friedmann M (1920) Über die Natur der Zwangsvorstellungen und ihre Beziehungen zum Willensproblem. Bergmann Verl, Wiesbaden
Gebsattel VE von (1928) Zeitbezogenes Zwangsdenken in der Melancholie. Nervenarzt I: 5, 275
Gehlen A (1955) Der Mensch. Seine Natur und seine Stellung in der Welt. Athenäum, Bonn
Gittleson NL (1966a) The effect of obsessions on depressive psychosis. Br J Psychiat 112: 253–259

Gittleson NL (1966 b) The phenomenology of obsessions in depressive psychosis. Br J Psychiatr 112: 261–264

Gittleson NL (1966c) The fate of obsessions in depressive psychosis. Br J Psychiatr 112: 705–708

Gittleson NL (1966 d) Depressive psychosis in the obsessional neurotic. Br J Psychiatr 112: 883–887

Gittleson NL (1966 e) The relationship between obsessions and suicidal attempts in depressive psychosis. Br J Psychiatr 112: 889–890

Göppert H (1960) Zur Psychopathologie der Zwangskrankheit. J Psychol Psychoth 7: 38

Goodwin DW, Enze SB, Robins E (1969) Follow-up studies in obsessional neurosis. Arch Gen Psychiatry 20: 182–187

Griesinger W (1868) Über einen wenig bekannten psychopathologischen Zustand. Arch f Psychiatrie 1: 626

Gruhle (1956) Verstehende Psychologie. Thieme, Stuttgart

Hoffmann SO (1979) Charakter und Neurose. Suhrkamp, Frankfurt/M

Hoffmann SO (1980) Die Zwangsneurose. In: Psychologie des 20. Jahrhunderts. Bd X. Kindler, München: 791–809

Hoffmann SO (1980) Der Zwangscharakter. In: Psychologie des 20. Jahrhunderts. Bd X. Kindler, München: 810–817

Ingram, JM (1961) Obsessional illness in mental hospital patients. J Ment Sci 107: 382–402

Janet P, Raymond R (1903) Les obsessions et la psychasthénie. Alcan, Paris

Jaspers K (1923) Allgemeine Psychopathologie. Springer, Berlin

Jones E (1919) Über analerotische Charakterzüge. Int Z Psa 5: 69–92

Kluge E (1965) Zwangskrankheit und Cyklothymie. Nervenarzt 36: 11–14

Kraeppelin E (1915) Psychiatrie. Ein Lehrbuch für Studierende und Ärzte. IV, Teil 3, JA Barth, Leipzig

Kraeppelin E, Lange J (1927) Psychiatrie. JA Barth, Leipzig

Krafft-Ebing R von (1867) Lehrbuch der Psychiatrie. Enke, Stuttgart

Lang H (1981) Zur Frage des Zusammenhanges zwischen Zwang und Schizophrenie. Der Nervenarzt 52: 643–648

Lang H (1986) Der Zwangsneurotiker als „Gehemmter Rebell" Psyche 11: 953–970

Langen D, Thümler R (1974) Verlauf und Prognose von Zwangssyndromen. In: Hahn P, Stolze H (Hg): Zwangssyndrome und Zwangskrankheit. Lehmann, München

Lauter H (1962) Die anankastische Depression. Arch Psychiatr Nervenkr 203: 433–451

Lichtenstein H (1935) Zur Phänomenologie des Wiederholungszwanges und des Todestriebes. Imago 21: 466–480

Loewenfeld L (1904) Die psychischen Zwangserscheinungen. Bermann, Wiesbaden

Mahler MS (1972) Symbiose und Individuation. Klett, Stuttgart

Mahler MS, Pine F, Bergmann A (1980) Die psychische Geburt des Menschen. Fischer, Frankfurt a M

Mentzos S (1982) Neurotische Konfliktverarbeitung. Einführung in die psychoanalytische Neurosenlehre unter Berücksichtigung neuer Perspektiven. Kindler, München

Meyer JE (1974) Die psychotischen Zwangssyndrome und ihre Abgrenzung von den Zwangsneurosen. In: Hahn P, Stolze H (Hg): Zwangssyndrome und Zwangskrankheit. Lehmann, München: 48–63

Ohlmeier D (1974) Zum psychoanalytisch-behandlungstechnischen Umgang mit spezifischen Abwehrkonstellationen bei Zwangskranken. In: Hahn P, Stolze H (Hg): Zwangssyndrome und Zwangskrankheit. Lehmann, München: 116–127

Pawlow JP (1953) Ausgewählte Werke. Akademie Verlag, Berlin

Quint H (1964) Psychoanalytische Therapie einer Zwangsneurose in einem Krankenhaus. Der Nervenarzt 35: 429–436

Quint H (1971) Über die Zwangsneurose. Vandenhoeck u. Ruprecht, Göttingen

Quint H (1974) Einige Probleme der Zwangssyndrome und des Zwangscharakters in der Sicht der Psychoanalyse. In: Hahn P, Stolze H (Hg): Zwangssyndrome und Zwangskrankheit. Lehmann, München

Quint H (1982) Psychotherapie bei Zwangskranken. In: Helmchen H, Linden M, Rüger U (Hg). Springer, Berlin Heidelberg New York

Quint H (1984) Der Zwang im Dienst der Selbsterhaltung. Psyche 8: 717–737
Quint H (1987) Die kontradepressive Funktion des Zwanges. Ein Beitrag zur Beziehung zwischen Zwang und Depression. Forum der Psychoanalyse, Springer-Verlag: 40–50
Reich W (1933) Charakteranalyse. Technik und Grundlagen für studierende und praktizierende Analytiker. Selbstverlag, Wien
Richter K (1961) Über einen Fall von gleichzeitigem Vorkommen von Epilepsie und Zwangsphänomenen. Nervenarzt 32: 279–281
Rosen J (1957) The clinical significance of obsessions in schizophrenia. J Ment Sci 103: 773–786
Rosenberg CM (1968) Complications of obsessional neurosis. Br J Psychiatr 114: 447–478
Rüdin E (1953) Ein Beitrag zur Frage der Zwangskrankheit, insbesondere ihrer hereditären Beziehung. Arch Psychiat 191: 14–54
Rümke HC (1967) Eine blühende Psychiatrie in Gefahr. Springer, Berlin Heidelberg New York
Skinner BF (1938) The behavior of organisms. Appleton-Century-Crofts. New York
Schneider K (1912) Die Lehre vom Zwangsdenken in den letzten 12 Jahren. Z Ges Neurol Psychiat 16: 113–146, 193–251
Schneider K (1939) Begriffliche Untersuchung über den Zwang. Allg Z Pschiat 112: 17–24
Schultz-Hencke H (1951) Lehrbuch der analytischen Psychotherapie. Thieme, Stuttgart
Schwidder W (1954/55) Symptombild, Grundstruktur und Therapie der Zwangsneurose. Psyche 8: 126–142
Schwidder W (1972) Klinik der Neurosen. In: Psychiatrie der Gegenwart II/1: Klinische Psychiatrie I. Springer, Berlin Heidelberg New York: 351–476
Spitz RA (1967) Vom Säugling zum Kleinkind. Klett, Stuttgart
Stekel W (1930) Die Psychologie der Zwangskrankheit. Bericht über den V. allg. ärztl. Kongreß für Psychotherapie in Baden-Baden. Leipzig: 22–49
Straus E (1938) Ein Beitrag zur Pathologie der Zwangserscheinungen. Mschr f Psychiatr Neur 98: 61
Tellenbach H (1961) Melancholie. Zur Problemgeschichte, Typologie, Pathogenese und Klinik. Springer, Berlin Heidelberg New York
Thomä H (1974) Über die Psychotherapie von Zwangssyndromen. In: Hahn P, Stolze H (Hg): Zwangssyndrome und Zwangskrankheit. Lehmann, München: 106–115
Völkel H (1954/55) Funktionelle Herzstörungen als zwangsneurotisches Organsyndrom. Z Psychosom Med 1: 112–116
Warda W (1902) Zur Geschichte und Kritik der sogenannten psychischen Zwangszustände. Arch f Psychiatr 39: 239, 533
Westphal K (1877) Über Zwangsvorstellungen. Berl Klin Wschr 46
Willi J (1975) Die Zweierbeziehung. Rowohlt, Hamburg 1975
Winnicott DW (1974) Reifungsprozesse und fördernde Umwelt. Kindler, München
Wisdom JO (19??) Die psychoanalytischen Theorien über die Melancholie. Jahrbuch der Psychoanalyse (1967) IV: 102–154
Wolpe J (1958) Psychotherapy by Reciprocal Inhibition. Stanford Univ Press, Stanford
Wyss D (1954/55) Zwangserscheinungen bei organisch Erkrankten. Psyche 8: 4689–480
Zauner J (1964) Zwangsstruktur und Organsymptomatik. Z Psychom Med 10: 169–176
Zeigarnik B (1927) Das Behalten erledigter und unerledigter Handlungen. Psychologische Forschung – Z f Psychol und ihre Grenzwissenschaften. Springer, Berlin 9: 1–86

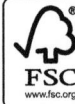

MIX
Papier aus verantwortungsvollen Quellen
Paper from responsible sources
FSC® C105338

If you have any concerns about our products,
you can contact us on
ProductSafety@springernature.com

In case Publisher is established outside the EU,
the EU authorized representative is:
**Springer Nature Customer Service Center GmbH
Europaplatz 3, 69115 Heidelberg, Germany**

Printed by Libri Plureos GmbH
in Hamburg, Germany